Vida, morte e luto

CIP-BRASIL. CATALOGAÇÃO NA PUBLICAÇÃO
SINDICATO NACIONAL DOS EDITORES DE LIVROS, RJ

V69

Vida, morte e luto : atualidades brasileiras / organização Karina Okajima Fukumitsu. - São Paulo : Summus, 2018.

280 p. : il.

Inclui bibliografia

ISBN: 978-85-323-1101-6

1. Morte - Aspectos psicológicos. 2. Suicídio - Aspectos psicológicos. 3. Tanatologia. I. Fukumitsu, Karina Okajima.

18-48919

CDD: 128.5
CDU:128

www.summus.com.br

Vida, morte e luto

Atualidades brasileiras

KARINA OKAJIMA FUKUMITSU (org.)

summus editorial

VIDA, MORTE E LUTO
Atualidades brasileiras

Editora executiva: **Soraia Bini Cury**
Assistente editorial: **Michelle Neris**
Projeto gráfico: **Crayon Editorial**
Capa: **Alberto Mateus**
Imagem de capa: **"A morte e a donzela", Egon Schiele (1915). Österreichische Galerie Belvedere, Viena, Áustria**
Diagramação: **Santana**

3ª reimpressão, 2021

Summus Editorial
Departamento editorial
Rua Itapicuru, 613 – 7º andar
05006-000 – São Paulo – SP
Fone: (11) 3872-3322
http://www.summus.com.br
e-mail: summus@summus.com.br

Atendimento ao consumidor
Summus Editorial
Fone: (11) 3865-9890

Vendas por atacado
Fone: (11) 3873-8638
e-mail: vendas@summus.com.br

Impresso no Brasil

Sumário

Prefácio

Gilberto Safra

O LIVRO *VIDA, MORTE e luto – Atualidades brasileiras*, organizado por Karina Okajima Fukumitsu, oferta-nos a possibilidade de entrar em contato com significativa produção de pesquisadores voltados para o tema da morte, dimensão fundamental a ser discutida e manejada no cuidado do ser humano.

Com o desenvolvimento do pensamento científico e da tecnologia, a morte tem sido cada vez mais combatida e escamoteada, a ponto de muitas vezes encontrarmos pessoas em situação terminal que se sentem culpadas por seu adoecimento e pela iminente possibilidade de morrer. Em consequência, o tema da morte desapareceu da cultura do cotidiano, o que impediu os indivíduos de contar com repertórios simbólicos para enfrentar a morte e o luto.

Este livro contribui para a reinserção da questão da morte na cultura, para que profissionais e leigos compreendam em profundidade um tema tão urgente no trato das questões fundamentais da existência humana.

Ao longo de minha experiência clínica, tenho tido a oportunidade de investigar e conduzir processos nos quais a morte se tornou um acontecimento a ser acolhido e testemunhado. O viver humano é contínua transformação!

A cada etapa de vida precisamos rever nosso modo de ser, nossa identidade e nossa maneira de nos colocar no mundo. Esse percurso traz, em diversas situações, angústia, dor e desorientação. Durante o processo maturacional, o indivíduo depara com a mudança na imagem de si e com a perda da situação anterior de sua existência, o que o coloca diante do morrer e do sentido último de estar vivo. Poder vir a morrer, psicológica e existencialmente falando, demanda que se tenha dado uma direção à existência que implicou a realização de si.

O ser humano alcança o sentido da vida por meio de sua criatividade, ou seja, por sua capacidade de usufruir os pequenos momentos do dia a dia, por seu trabalho, por suas obras, pela participação na educação das novas gerações, pela ação política. Assim, abre-se para o fundamento de si mesmo: a sua transcendência. Isso significa que a realização humana acontece porque a cada gesto nos abrimos para o mais além do imediato. Ao tomarmos, com satisfação, um cafezinho, usufruímos o seu sabor e também as nossas memórias (alegres ou tristes), o prazer de deixar o tempo correr, a companhia do outro; ao contemplarmos nossos filhos brincando, abrimo-nos para a beleza da vida – com suas dores e seus desencontros –, para a gratidão pela existência (a nossa e a dos outros).

No mundo contemporâneo, lidar com as situações de perda e com a morte torna-se mais difícil, pois o viver está subordinado à produção, ao imediato, à imagem estética bidimensional, o que eclipsa o sentido da vida humana. A experiência de transcendência fica como que esquecida e estancada. O indivíduo, sentindo-se uma peça na cadeia de produção, enxerga-se como inútil; sua vida lhe parece cinza. O resultado é o aparecimento de uma crise de identidade, acompanhada de depressão e de tédio, sem a possibilidade de vislumbrar um sentido último para a existência – o que torna o morrer semelhante à experiência de aniquilação de si.

Creio que na atualidade seja necessário recuperar a memória dos elementos mais fundamentais da condição humana, para que possamos acolher de maneira mais rica nosso destino e assim contemplar a principal dimensão do processo de nossa existência: a possibilidade de morrer sustentada pela experiência de sentido. O que nos caracteriza não é nossa capacidade de produzir mercadorias, mas de emprestar, criar e revelar sentidos por meio de nosso agir, de nosso trabalho. A vocação humana é fundamentalmente poético-religiosa: é inerente ao homem a capacidade de encantar-se com o cotidiano e enxergar nele o eterno.

Sem a perspectiva de uma vida criativa, que implique a transformação contínua do dia a dia, ocorre a morte em vida – que se caracteriza pela alma entristecida, pela espiritualidade adoecida e pela morte vista como agonia.

A vida humana pode acontecer pontuada por experiências de diferentes tipos de morte, que não só anunciam o final de nossa existência como também afetam o modo como interpretamos o fenômeno do morrer. A seguir, descreverei algumas modalidades de compreensão da morte decorrentes de impasses existenciais e psicológicos que muitas vezes dificultam lidar com a experiência de morte e da perda das pessoas queridas.

A primeira delas se refere ao não acontecimento de si, ou seja, situações que levam o ser humano a se ver diante da questão do não ser. É impensável morrer para quem nunca conseguiu ter a experiência de si como real entre os outros seres humanos – perspectiva que ocorre quando se vivencia o amor hospitaleiro oferecido por outro ser humano.

Quando falamos do não ser, referimo-nos a todas as vivências e agonias impensáveis, aquelas nas quais a pessoa experimenta um tipo de sofrimento sem tempo nem espaço – portanto, trata-se de uma dor psíquica vivida como infinita. Essas experiências podem invadir o indivíduo como algo sem forma, sem limites, eterno; trata-se da solidão decorrente da ausência do abraço do outro.

A segunda modalidade de experiência de morte é aquela na qual a pessoa pôde realizar certas potencialidades de seu modo de ser ao longo da existência, mas sente que há outras que ainda não chegaram a acontecer. Nessa situação, o indivíduo teme que a morte o surpreenda antes que ele alcance a realização de si em outras áreas da vida. A morte é vivida como um grande "não", um impedimento de vir a ser. A grande ceifadora de possibilidades de existir.

A terceira modalidade relaciona-se ao fato de que uma criança, ao nascer, o faz em um mundo já existente e regido por determinados códigos sociais, costumes e tradições. Um dos aspectos importantes no nascimento de uma criança é que, à medida que ela se desenvolve, precisa experimentar o campo social como poroso ao seu gesto e ao seu modo de ser. A questão que aqui se coloca é: que possibilidade real o indivíduo tem de acontecer no mundo com os outros?

O universo preexistente à criança sustenta-se no campo social, no qual os costumes, as regras, os códigos e a linguagem dão durabilidade à experiência humana. Esta não pode existir apartada dos indivíduos da sociedade. Em determinada etapa, a pessoa precisa se inserir no campo social por meio de sua relação com outros seres humanos. Como exemplos desse fenômeno estão, por exemplo a necessidade de pertencer a grupos e instituições.

A inserção de si na durabilidade do mundo é extremamente importante para compreendermos os fenômenos de desenraizamento cultural e de exclusão social, nos quais o indivíduo, quando não encontra um grupo ao qual possa pertencer, experimenta angústias relacionadas a agonias impensáveis. Nessas situações, ele se sente morto em vida. Na atualidade, em decorrência das características da nossa sociedade, é frequente a experiência da morte de si no campo social. A dificuldade de inserção profissional, por exemplo, gera grande angústia. A vivência da morte de si no campo da realidade compartilhada é vivida como agônica.

Na quarta possibilidade de experiência de morte, há uma passagem do social ao cultural. O indivíduo consegue se inserir no campo social por meio da participação em grupos e instituições, nos quais experimenta pertencimento. Mas há também a necessidade de participar da história humana, contribuindo para as gerações que nos sucedem. Por meio de sua obra, a pessoa consegue inserir-se no mundo. Pode ser um filho, uma árvore, um livro, uma música, um rito, uma ação política, um gesto: a obra como gesto criador humano deve ser compreendida como ação que transforma o mundo.

Quando o indivíduo sente que pode realizar um gesto como ação transformadora do mundo, ou como ação que signifique a inserção de si mesmo na história do mundo, estará em condições de posicionar-se diante da morte como oferta de si e não mais como experiência agônica. Isso lhe permite superar a identificação de si com uma imagem parcial identitária para vir a identificar-se com o fluir da vida e com o próprio processo histórico. A realidade da vida e da história humana passam a ser mais importantes do que a individualidade em si mesma. Nesse horizonte, torna-se mais fácil receber a morte, pois ela deixa de ser vivida como aniquilação para ser encarada como uma etapa necessária à continuidade da vida e da história humanas.

Na quinta modalidade de posicionamento diante da morte, a vida é experimentada como processo histórico, no qual a morte é um gesto criativo. Esta é, eventualmente, acolhida como realização final do processo de vida. Nesse caso, a morte acontece com serenidade.

Lembro-me da última conversa que tive com meu avô antes de ele falecer. Ao visitá-lo, ele me levou para o quintal de sua casa, mostrou-me a sua horta, as novas ferramentas que havia feito em sua forja (instrumento de trabalho ao longo de sua vida) e disse: "*É isso que mantém a minha alma viva. Cuidar da horta, continuar a fazer coisas na forja. Se eu não transformo as coisas tudo morre. O quintal se enche de mato, o ferro enferruja e eu morro...*"

Essas foram frases de despedida de meu avô para mim. Nelas se presentificava a sua experiência de vida e o saber que acumulara sobre o existir. Naquele quintal ele transmitia à minha geração a importância do trabalho, compreendido como ação criativa de transformação do mundo.

Quando posicionada devidamente, a morte é guardiã da memória dos fundamentos da condição humana. A possibilidade de ampliar nosso repertório simbólico para lidar com ela permite que evoquemos a sabedoria decorrente do percurso pela existência. No diálogo com os diferentes capítulos deste livro, temos a possibilidade de acessar um saber que nos auxilie a caminhar em direção ao final de nossa vida em companhia da serenidade.

Apresentação

Karina Okajima Fukumitsu

A DECISÃO DE ORGANIZAR uma obra sobre a atualidade brasileira dos estudos sobre vida, morte e luto surgiu em 2014, quando deparei com a possibilidade de minha morte ter chegado. Na ocasião, fui acometida por uma inflamação cerebral denominada *Acute Disseminated Encephalomyelitis* (Adem). Eu precisava ampliar minha motivação para continuar viva, para enfrentar os obstáculos que surgiam e os que eu antecipava. Por isso, ainda em remissão, ofereci a proposta à equipe da Summus Editorial.

Da ameaça da aniquilação – entre outras incertezas, perguntas, impotências e dúvidas –, surgiu a convicção de que eu deveria organizar um projeto que abordasse os aspectos que causam sofrimento em virtude do impacto de adoecimentos e de temas áridos que acometem os seres humanos e acabam prejudicando o viver de maneira fluida. Desse modo, a proposta se diferencia por tratar didática e profundamente do tema dos cuidados e intervenções em situações-limite que temos de enfrentar em vida.

Não foi nada fácil organizar esta obra e, por isso, mais uma vez agradeço aos autores pela importantíssima colaboração para que este projeto fosse concretizado. Como reza o dito popular, "uma andorinha só não faz verão". Tive o privilégio de receber a colaboração de profissionais brasileiros consagrados em suas áreas. Cada um deles, com sua *expertise*, abrilhantou este livro, pois ofereceu didaticamente informações sobre cuidados e intervenções de suas áreas específicas, bem como demonstrou seu amor pelo tema com que escolheu trabalhar. Os colaboradores expressaram sua maneira peculiar de transcender na vocação, transformando sua profissão e suas atribuições em arte do ofício. São, portanto, artistas, porque transformam o dia a dia das dores alheias em compreensão, acolhimento e cuidado ao sofrimento humano.

Por acreditar na valorização da vida e dos aspectos que viabilizam o bem-estar biopsicossocial, redobrei os esforços para que este livro se tornasse, além de uma contribuição para os profissionais da saúde, um estímulo para a aprendizagem sobre os assuntos aqui abordados nas lides acadêmicas dos cursos de Psicologia, Medicina, Assistência Social, Enfermagem, Fisioterapia, Terapia Ocupacional etc. Portanto, o público a que se destina é composto de profissionais da área da saúde em geral e estudantes de graduação, especialização, aperfeiçoamento e pós-graduação das diversas áreas desse campo.

A tônica da obra recai sobre a necessidade de atenção aos cuidados em relação a inúmeras adversidades, considerando tanto as enfermidades biológicas, físicas e espirituais quanto os espectros das intempéries que experienciamos em situações-limite. Nessa perspectiva, trata-se de um convite para olharmos para o sofrimento humano com mais atenção e zelo. Às vezes, lidar com a dor é muito mais difícil que a própria morte. A maneira de lidar com o sofrimento diz respeito à nossa capacidade humana. Se sofrer é inerente a quem está vivo, somos convocados a olhar para a dor, principalmente para a dor que incomoda, atrapalha o dia a dia, torna-se interdita e vira tabu.

Em 2009, participei da seleção do doutorado, ocasião em que conheci a professora doutora Maria Julia Kovács, coordenadora do Laboratório de Estudos Sobre a Morte (LEM-USP) – que, além de ser minha supervisora tanto do doutorado quanto do pós-doutorado, é a pessoa a quem devo intenso agradecimento por compartilhar sua imensa sabedoria e por ser a maior apoiadora para que este projeto fosse concretizado. Julia questiona em suas aulas e palestras: "Por que é tão difícil falar sobre a morte se ela está na vida e no cotidiano? Como não admitir e autorizar que a morte faça parte do dia a dia? Ela faz parte, mas ninguém fala sobre isso. E quem não fala sobre a morte deixa de falar sobre a vida". Seu apoio inestimável também foi manifestado pelas várias intermediações com alguns dos ilustres autores desta obra. Este livro é, portanto, uma homenagem e agradecimento a esse ser humano a quem intitulei carinhosamente de SDC (sonho de consumo) e sempre estimulou a educação sobre a morte.

O significado da vida é incógnito para muitos, mas, para mim, ele se tornou nítido quando compreendi que, ao receber um bônus de tempo, eu deveria "fazer direito", aparar as arestas dos meus erros, finalizar meus projetos e fazer de tudo (e um pouquinho mais) para que meus sonhos se tornassem realidade. Esta obra é um exemplo de que, embora adversidades e inúmeras dificuldades surjam durante o percurso, esforço, empenho, dedicação, plena atenção no que se faz, determinação e uma pitada de ousadia são ingredientes para que um dia o sonho se torne uma realidade. A seguir, apresento o sonho que se concretiza neste trabalho.

Maria Julia Kovács inicia seu capítulo, "Morte com dignidade", contextualizando as mortes indignas no século 21. Esclarece as diferenças entre os termos utilizados para as formas de morrer, destaca a importância dos cuidados paliativos com base na pesquisa e na argumentação de estudiosos da área e evidencia as diretivas antecipadas de vontade (DAV) como um importante instrumento no combate à distanásia. A autora propõe significativa e profunda reflexão sobre a necessidade de formação de "competências humanas dos profissionais, envolvendo empatia, compaixão e solidariedade". Além disso, ressalta o respeito a ser ofertado aos pacientes gravemente enfermos, cujos valores e desejos devem ser considerados, e a atenção para a qualidade de vida digna, que "demanda particularização, compreensão do significado e dos sentidos pessoais".

O ser humano não pode ser meramente "reduzido à sua dimensão biológica orgânica". É assim que o padre Leo Pessini inicia o capítulo "Espiritualidade, finitude humana, medicina e cuidados paliativos". Um de seus questionamentos cruciais é o seguinte: a fuga da dor, aquela que "perturba e desnorteia a vítima", é o caminho a ser trilhado para a felicidade tão almejada? Ou deveriam as instituições de saúde absorver a dor e a morte, sustentando o enfrentamento de ambas e permitindo que a felicidade ganhasse espaço inclusive entre aqueles que almejam também a qualidade de vida? Generosamente, padre Leo oferece ao leitor uma vasta bibliografia sobre a dimensão espiritual como componente importante para a busca de sentido à vida e à saúde dos seres humanos. Articulando medicina, espiritualidade, mistérios do sofrimento humano e da morte e cuidados para a preservação da vida, ele afirma que "o último capítulo da vida é a última oportunidade de viver toda sua potencialidade".

No capítulo "Educar para morte: cuidar da vida", Nely Aparecida Guernelli Nucci apresenta, com base em sua sensível trajetória como educadora, a importância do ato de educar – visto como sinônimo de "fazer crescer". Nely relata sua ousadia ao incluir o tema da morte na grade curricular da graduação de Psicologia, pontuando: "Como atingir esse pretensioso objetivo de educar sobre a morte e o morrer sem ser superficial, mórbida ou desafiante?" Por meio de sua brilhante jornada profissional, bem como da descrição de experiências pessoais e dos alunos, a autora destaca as peculiaridades necessárias para compreender as nuanças do cuidado do processo ensino-aprendizagem, que só tem sentido quando há respeito à singularidade. Ou, nas palavras dela, "cada um com sua história, uma biografia em elaboração, experiências adquiridas, conhecimentos assimilados que devem ser 'trocados' com os do educador".

O capítulo "A necessidade da plena atenção na vida e na morte", escrito pelas monjas Coen Roshi e Heishin, versa sobre a necessidade da atenção plena em nossa existência. Ao compararem a vida com uma onda no mar, elas exaltam a importância de observar com atenção nossa singularidade existencial. "Quem não observa em profundidade a si mesmo pensa que é sempre a mesma pessoa." A observação, capacidade humana de se questionar e de despertar individual e coletivamente, pode ser uma das direções para uma vida com mais sentido. As autoras deixam clara a importância de os indivíduos pensarem sobre a morte e falam da necessidade de perceber cada instante. A compreensão acerca da impermanência e da efemeridade da existência é crucial para quem existe. Podemo-nos inspirar pela experiência de cada momento como se fosse único, cada instante como um período em si mesmo. Ou, como monja Heishin, discípula de monja Coen Roshi, compartilha em seu tocante e sensível depoimento, "tornando cada momento todas as possibilidades".

Mayra Luciana Gagliani, Elaine Hojaij e Protásio Lemos da Luz, autores do capítulo "Cuidados e intervenções para pacientes cardíacos: o desafio entre a vida e a morte", mostram que o coração é um órgão vinculado "à vida e aos sentimentos, às situações de perigo". Refletindo sobre as UTIs, as novas tecnologias empregadas no tratamento do paciente cardíaco e o trabalho em equipe multiprofissional, eles pontuam os dilemas e o intermeio entre "o curar e o cuidar" e a polaridade das experiências, ora angustiantes, ora satisfatórias e benéficas. Enfatizam que silenciar e negar a proximidade da morte não auxilia no processo do morrer, tampouco no acalanto dos corações aflitos do paciente e de sua família. Nesse sentido, os autores destacam a importância do "comprometimento da equipe com honestidade e dedicação". Além de toda preciosa contribuição sobre os temas supramencionados, eles abordam ainda a angustiante realidade das UTIs neonatal e infantil e do adoecimento na infância. Finalizam o capítulo levantando uma pergunta relevante que todo profissional da saúde que enfrenta diariamente a morte deveria se fazer: "até quando investir?"

"Morte por aids, perdas e luto", capítulo escrito por Elvira Maria Ventura Filipe e Emi Shimma, considera as mudanças de percepção relacionadas à enfermidade. Antes, "a aids era uma sentença de morte. Hoje, é considerada uma doença crônica". O capítulo aborda a complexa trajetória do paciente acometido pela doença, do momento do diagnóstico até seu adoecimento e morte. As autoras começam discorrendo a respeito do luto experienciado a cada nova etapa enfrentada pelo paciente com aids. E o luto, que exige energia psíquica hercúlea, percorre um caminho árduo de diversas perdas decorrentes do HIV/aids: da imortalidade, da identidade, da saúde e das esperanças. Após a turbulenta vivência das perdas, inicia-se a etapa da reorganização de vida, destacando-se a tríade de figuras de apego importantes para o processo de recuperação: a religião, os filhos e os profissionais de saúde.

Ana Catarina Tavares Loureiro e Maria Carlota de Rezende Coelho versam sobre os desafios de conviver com a doença renal crônica e apresentam o cuidado integral ao paciente, que deve ser apoiado "em três pilares: diagnóstico precoce da doença, encaminhamento imediato para tratamento nefrológico e otimização de medidas para preservar a função renal". Apresentam os desafios enfrentados pelos pacientes "para assimilar e gerenciar tantas informações novas e tantas alterações nos hábitos de vida" e apontam os riscos de suicídio, endossando sua prevenção. Assim, o capítulo "O cuidado integral e os desafios de conviver com a doença renal crônica" reflete sobre a necessidade de o profissional de saúde adotar uma conduta de cuidado integral pela qual deverá aprimorar sua escuta atenta e zelar pela espiritualidade, que difere do senso comum como "proposta terapêutica complementar e não alternativa".

Marcello Ferretti Fanelli e Maria Luiza Faria Nassar de Oliveira iniciam o capítulo "Cuidados com o paciente oncológico" apontando a estatística dos óbitos causados pelo câncer. Apresentam uma definição da enfermidade, diferenciando doença genética de doença hereditária, e retratam os princípios de diagnóstico e do tratamento oncológico, suscitando esperança quando apontam que "técnicas menos invasivas têm ganhado muito espaço". Além disso, preconizam ser necessário que o profissional adote uma forma integrada no tratamento a fim de "reconhecer em cada indivíduo a melhor maneira de ajudar". Versando a respeito das alterações orgânicas, psiquiátricas e psicológicas das pessoas acometidas pelo câncer, os autores consideram que o esclarecimento de "todos os aspectos da doença, do tratamento e do prognóstico" são a base para auxiliar o enfrentamento do câncer, tanto no caso do paciente quanto de sua família. Porém, como eles afirmam, "nem sempre esse processo de informação é retilíneo e fácil de ser implementado".

No capítulo "Cuidados paliativos no século 21", Daniel Neves Forte e Daniela Achette apresentam de maneira didática o conceito de cuidados paliativos (CP) e consideram as terapias utilizadas para melhorar a qualidade de vida de pacientes e de seus familiares, que sofrem emocional e existencialmente. Nesse sentido, apontam a correlação entre os cuidados paliativos e o cuidado centrado na pessoa, cujo objetivo é "a preservação da dignidade". Abordam a compreensão da dor total, conceito elaborado por Dame Cicely Saunders, e postulam: só compreendendo o que o adoecimento significa para cada paciente e para sua família será possível vislumbrar as intervenções que mais o beneficiarão. Nas palavras dos autores, "é essa combinação de atenção meticulosa na abordagem multidimensional que preconiza o controle impecável de sintomas físicos, emocionais, sociais e espirituais".

A intervenção em crise suicida é uma prática que requer a humildade do não saber e o reconhecimento das "incertezas a respeito de tudo que pode ter por efeito uma manifestação suicida". Assim Fernanda Cristina Marquetti e Pedro Morales Tolentino Leite iniciam o capítulo "Intervenção na crise suicida: silenciar determinantes ou produzir sentidos e ações na ruptura?" Propondo que "toda crise é uma crise de sentido", os autores tecem considerações sobre dois tempos: "o tempo processual da ruptura e o tempo ápice de sua resolução". Além disso, diferenciam prevenção de coerção e advogam a suspensão das tradicionais explicações e propostas interventivas cujo propósito normalmente é conter a crise suicida. Os autores conduzem o leitor à intrigante reflexão sobre a inclusão do "princípio de incerteza" como aspecto primordial na conduta investigativa que proporciona a intersecção entre o sentido do ato de se matar e a ação, recolocando o sujeito que tentou o suicídio como aquele que, mesmo se estranhando, age para se reposicionar.

"Da psicologia dos desastres à psicologia da gestão integral de riscos e desastres", texto escrito por Elaine Gomes dos Reis Alves, apresenta a definição do desastre segundo a perspectiva psicológica e nos orienta para uma proposta da psicologia da gestão integral de riscos e desastres. A autora destrincha os primeiros cuidados psicológicos no manejo dos efeitos e consequências dos desastres na vida das vítimas e daqueles que as cercam. Elaine aborda os comportamentos humanos comuns durante uma catástrofe e o luto dela resultante. Fazendo considerações a respeito da ampliação das possibilidades de prevenção, ela menciona as etapas da psicologia da gestão integral de redução de riscos e desastres e finaliza com um alerta: a importância de cuidar dos profissionais que atuam em emergências e desastres.

Com a sensibilidade de Teresa Vera de Sousa Gouvêa, introduzo outro tema importante desta obra: o luto. Em "Quando a morte chega em casa: o luto e a saudade", a autora explica que encontrou na escrita um lugar para acalantar seu coração e sua alma, que ficaram dilacerados quando as mortes a invadiram. Tornou-se escritora e suas reflexões são um deleite para quem as lê, pois traduzem belamente a diversidade de sentimentos que nos confundem quando alguém que amamos morre. Teresa é também psicoterapeuta e dessa maneira acolhe, em sua atitude terapêutica, as pessoas em luto. Acompanha, dá colo e legitima a necessidade de ofertar um lugar que se perde em virtude da árdua despedida, do enfrentamento dos primeiros dias, do luto e da saudade. "A morte chega à nossa casa num dia qualquer, interrompe um projeto, engaveta sonhos, esvazia os abraços, emudece a voz, silencia os passos" – palavras que refletem o vazio, a tristeza e a falta de sentido quando perdemos alguém. A autora fala também da importância do tempo "para que o pensamento convença o coração sobre a vida, suas chegadas e partidas".

Maria Helena Pereira Franco nos presenteia com o capítulo "Pesquisas e práticas sobre luto no exterior e no Brasil". Fundadora do Laboratório de Estudos e Intervenções sobre o Luto (LELu), ela oferece apontamentos sobre as especificidades dos lutos: normal, complicado, prolongado e antecipatório. Além disso, analisa o papel da tristeza no luto, "num mundo que valoriza a alegria, o sucesso, o bem-estar, o esquecimento e não as lições da memória". Pioneira na área, a autora ressalta que de início havia escassez de pesquisas sistemáticas e publicadas sobre luto, mas hoje há no Brasil um crescimento significativo tanto nas pesquisas como nas práticas clínicas para trabalhar com o tema. Maria Helena é, sem dúvida, um dos ícones dos estudos sobre o luto no Brasil. Ouso afirmar que grande parte do mérito de as pesquisas brasileiras receberem credibilidade e se destacarem de maneira profícua no campo científico aconteceu graças a seu engajamento, rigor epistemológico, preocupação em conjugar pesquisa e prática e oferta de atenção e cuidado ético às pessoas enlutadas.

Gabriela Casellato inicia o capítulo "Luto não autorizado" tecendo considerações sobre o luto não franqueado e destacando as variáveis culturais, sociais, de estilo e de gênero, bem como as condições espirituais, que afetam o processo de luto e seu franqueamento. Ensina também que o fato de o luto ser ou não autorizado, banalizado e inibido depende do "espectro contínuo de expressões do pesar que varia do estilo predominantemente intuitivo ao estilo predominantemente instrumental de expressão de pesar". Quando o respeito às diferenças não ocorre, a censura expressiva emerge. Nesse sentido, a autora aponta os aspectos importantes no cuidado ao enlutado. Segundo ela, "a validação faz parte da tarefa do psicoterapeuta", ao lado do "exercício da empatia e do franqueamento do sofrimento psíquico", pois quando não há confirmação da dor o processo de luto pode complicar-se.

Em "Suicídio, luto e posvenção", compartilho as lembranças infantis de ter uma mãe que tentou o suicídio desde que eu tinha 10 anos de idade. Com base nessa vivência, escolhi ser psicóloga e tornei-me suicidologista. Meu objetivo principal era, além de compreender o suicídio, encontrar maneiras de acolher o sofrimento existencial. Da prevenção ao suicídio, foco inicial de meu trabalho como psicoterapeuta, debrucei-me sobre a pesquisa na posvenção, dedicando-me aos cuidados e às intervenções com os enlutados pelo suicídio – os sobreviventes. Partindo da experiência com clientes e depoentes de minhas pesquisas de doutorado e pós-doutorado, proponho aqui reflexões acerca dos sentimentos, medos e pensamentos mais comumente citados pelos enlutados, apresentando possibilidades interventivas para o acolhimento àqueles que foram impactados pelo suicídio.

No capítulo "Conectar enlutados: do degradar ao despertar e prosseguir", Gláucia Rezende Tavares e seu marido, Eduardo Carlos Tavares, contam que após a perda da filha, aos 18 anos de idade, criaram a Rede de Apoio a Perdas Irreparáveis (API) –referência brasileira para pessoas que tentam se reconciliar após a perda de um(a) filho(a). O casal fez escola não somente no sentido educativo, mas também porque há anos oferecem ensinamentos sobre as possíveis maneiras de lidar com o sofrimento advindo de uma perda irreparável. Como eles sabiamente escrevem, "desesperar-se é desamparar-se". Aliás, é importante destacar que com Gláucia fui agraciada pela aprendizagem sobre a origem da palavra *trauma*, que "vem do grego e significa ferida. Fé (r) ida – perder a fé, a esperança diante da dor".

No capítulo "A experiência de ser coordenadora de pós-graduação em Tanatologia", Patrícia Carvalho Moreira compartilha sua vivência de ser coordenadora do primeiro curso de pós-graduação nessa área no Piauí. Um dos objetivos do curso é o de incentivar a educação para a morte e a valorização da Vida. Patrícia grafa essa palavra assim por acreditar que cada existência se revela de maneira singular e especial. Seu engajamento permitiu que profissionais de saúde se beneficiem da reflexão sobre maneiras de acolher o sofrimento humano.

A sociedade do espetáculo marcada pelo fetiche da mercadoria é o ponto inicial do capítulo de Avimar Ferreira Júnior e Marcos Emanoel Pereira, "Cuidados na divulgação da morte por suicídio e por homicídio: uma perspectiva crítica". A perda da noção da totalidade da vida e a reafirmação da lógica de produção e do consumo incidem em prejuízos para os indivíduos, pois embasam o pensamento de que se fizesse "da violência, do sofrimento e da morte espetáculos e produtos a ser vendidos". Os autores analisam os problemas do efeito Werther e, partindo da ótica freudiana, tecem considerações sobre a identificação como ponto fundamental para se compreender o suicídio por contágio e a cautela necessária ao se noticiar a morte de alguém. Nas palavras dos autores, "as cenas mostradas não são apenas informação compartilhada, mas a estilização mórbida da morte", e endossam ser importante que seja resguardada acima de tudo "a dignidade dos envolvidos e de seus familiares e fãs".

A interdição da morte é realidade no cotidiano. Em contrapartida, é pela comunicação ampliada e pela discussão reflexiva sobre a morte, o morrer e a qualidade de vida alcançada pelo acolhimento que lapidaremos nosso papel como profissionais de saúde. A tarefa de abordar e acolher o sofrimento existencial ajuda-nos a viver com dignidade em momentos de melindre, solidão, ceticismo e desesperança. Se todos morreremos, podemos deixar nossas marcas existenciais. Permanecerão o amor compartilhado, as boas relações e as vivências que temos com outros e servirão de legado quando partirmos. A vida é efêmera e exige a apropriação de quem somos e da maneira como conduzimos nossa existência. Que a vida seja comemorada em sua plenitude, a morte respeitada e o luto, acolhido!

1.
Morte com dignidade

Maria Julia Kovács

Nas últimas décadas a ciência médica tornou obsoletos séculos de experiência, tradição e linguagens relativas à nossa mortalidade e criou uma nova dificuldade para a humanidade: como morrer.

(Gawande, 2015, p. 131)

MORTES INDIGNAS NO SÉCULO 21

Observamos nos dias de hoje um modo desumanizado de morrer, que não leva em conta valores e desejos do paciente, afirma Menezes (2004). Pensava-se que o ocultamento da proximidade da morte caminhava para o bem-estar do paciente. Entretanto, esse procedimento não permite que este participe ativamente do seu tratamento e da finalização da vida. *A morte de Ivan Ilitch*, de Tolstói (1998), é o retrato da morte indigna: a história mostra a falta de compreensão e de compaixão dos familiares para com o sofrimento do personagem. Essa obra constitui um marco para a discussão sobre o processo de morrer na época contemporânea. E, embora tenha sido escrita no final do século 19, ainda se mantém atual.

Segundo Ariès (1977), na mentalidade da morte domada, nas guerras ou doenças, preservam-se valores como o planejamento do morrer – com proximidade da família, despedidas e testamentos compartilhados, o que promove a continuidade dos desejos e a distribuição dos bens. Nessa perspectiva, a morte repentina e isolada é temida. Na atualidade, em virtude do prolongamento e isolamento a que são submetidos os pacientes, o desejo é o de uma morte rápida e sem sofrimento, de preferência em ambiente familiar.

Observamos um aumento exponencial no número de indivíduos com mais de 60 anos, segmento que mais tem crescido na atualidade. Segundo a Organização Mundial da Saúde (WHO, 2005), 754,6 milhões de pessoas estavam nessa faixa etária em 2010, e as projeções apontam para 1,2 bilhão em 2025, podendo chegar aos 2 bilhões em 2050. Esses números ocorrerão igualmente em países desenvolvidos e em desenvolvimento, inclusive no Brasil.

As trajetórias de morte foram modificadas com o advento da tecnologia médica, que a partir do século 20 passou a prolongar a vida. Hoje, mortes rápidas e repentinas são raras e provocadas, sobretudo, por causas externas e suicídio. Doenças crônicas prevalecem e as que eram agudas agora transcorrem de forma mais lenta. Observa-se um prolongamento da vida com períodos em que a doença estaciona, mas sem retorno ao patamar anterior, segundo Gawande (2015). Os idosos morrem em consequência de doenças ou falência de órgãos. Ocorrem processos degenerativos com sintomas mais complexos, o que demanda uma medicina mais lenta e baseada em cuidados, conhecida como *slow medicine*. Os idosos apresentam um conjunto de sintomas nos vários aparelhos – cardiológico, digestivo, renal, pulmonar, hepático, vascular – que, isolados, não levam à morte, mas provocam mal-estar e desconforto, levando à diminuição de funcionalidade e à dependência. A longevidade aumenta a possibilidade de perdas cognitivas e de demência.

Como afirmam Gawande (2015) e Arantes (2016), não se pode interromper o envelhecimento, mas é possível gerenciá-lo, tornando o declínio gradual. Não é necessário limitar a independência de um idoso no domicílio ou numa instituição, mas se deve promover adaptações no entorno. A morte pode ocorrer de forma diferente dependendo das condições socioeconômicas e culturais do paciente; se ocorre no interior, por exemplo, costuma haver maior integração da comunidade. O fato é que muitas famílias não têm condições psicológicas e econômicas de acolher um paciente com múltiplos sintomas.

O grande medo na atualidade é o prolongamento do processo de morrer com sofrimento, perda de autonomia e dependência nas atividades diárias. A morte, fato natural da existência, passa a ser medicalizada, e nesse contexto o médico assume a responsabilidade pelo processo de morrer do paciente. Essa pode ser a razão, segundo Pessini e Bertanchini (2004), para tantos pedidos de morte, eutanásia e suicídio assistido nos dias de hoje. Nessa perspectiva, a morte mais desejada é a que ocorre durante o sono ou num ataque fulminante, que leva da vida ativa ao óbito sem dor nem sofrimento. Mas, no século 21, as mortes ocorrem de forma gradual em várias etapas. A tecnologia médica contemporânea é capaz de transformar o processo de morrer em longa e sofrida jornada.

Pessoas com doenças graves correm o risco de perder sua identidade, história, biografia e personalidade – o que é também uma forma de indignidade. Esse conjunto de perdas induz ao questionamento: vale a pena continuar vivendo? As perdas também são comuns para os idosos institucionalizados, que sofrem as três pragas nessas instituições: tédio, isolamento e impotência, como refere Gawande (2015).

As demências constituem uma das principais modalidades de adoecimento relacionadas com a velhice na atualidade. A doença tem duração de 8 a 10 anos após o diagnóstico, com várias etapas e demandas. O primeiro sintoma é alteração de memória e identidade pessoal, o que torna o mundo familiar estranho. A autonomia fica restrita pelos comportamentos aparentemente bizarros, que impedem a realização de atividades que a pessoa fez durante toda a vida. A doença é progressiva, sem possibilidade de cura. A família lida com a perda da pessoa que ainda apresenta um corpo saudável. A enfermidade acomete uma em três pessoas com mais de 80 anos, como aponta Burlá (2014).

FORMAS DE MORRER: ESCLARECENDO OS TERMOS

Alguns termos ligados ao morrer necessitam de esclarecimento e devem ser compreendidos da mesma forma por todos os envolvidos: ortotanásia, eutanásia, distanásia, suicídio assistido e cuidados paliativos. Por exemplo, eutanásia é confundida com o desligamento de aparelhos quando não há possibilidade de recuperação, o que é ortotanásia. Pode também ser entendida como o apressamento da morte sem o pedido do paciente; aí se trata de assassinato.

A ortotanásia é a permissão para que médicos interrompam tratamentos que prolongam a vida do paciente sem possibilidade de recuperação, com a garantia de manutenção dos cuidados para aliviar sintomas incapacitantes. Trata-se de uma medida ética, baseada no princípio de beneficência, que valoriza a dignidade no processo de morrer. A ortotanásia é compreendida como morte no momento correto com tratamentos ativos para controlar dor e sintomas físicos, psíquicos e questões relativas à dimensão social e espiritual, sendo oferecida em programas de cuidados paliativos. O objetivo principal, nesse caso, é qualidade de vida e não seu prolongamento.

Quando se fala em dignidade no processo de morrer, o ideal é pensar na continuidade de cuidados. Tratamentos que visavam à cura podem se tornar paliativos quando promovem alívio do sofrimento. Por exemplo, a quimioterapia cujo objetivo não é mais combater o câncer, e sim diminuir o tumor que causa dor. A ortotanásia não é eutanásia e sim combate à distanásia.

Segundo Pessini (2002), muito se fala de eutanásia e pouco de distanásia, que com tratamentos sofisticados aumenta o sofrimento no processo de morrer. A distanásia é responsável pelas interferências no processo e causa sofrimento adicional. A questão de salvar vidas ou de combater o que falsamente se compreende como eutanásia provoca, na atualidade, processos de morrer indignos nas UTIs. A distanásia reduz a vida humana à dimensão biológica; a intervenção para prolongar somente índices fisiológicos é ferramenta de tortura.

Ao se discutir distanásia, é preciso considerar a evolução de tratamentos que provocam o dilema ético sobre sua manutenção, questionando se promovem conforto ou apenas impedem a morte, constituindo mera obstinação terapêutica e tratamento fútil, devendo por isso ser interrompidos. A distanásia representa a relação paternalista do médico, a medicalização da morte e uma expressão da tecnolatria, como aponta Pessini (2002).

Quando se propõe o direito à vida no âmbito da distanásia, confunde-se direito com obrigação de viver. A distanásia ainda não é crime, mas constitui sério obstáculo para se morrer com dignidade, pois provoca dor, sofrimento, humilhação, exposição, tratamentos invasivos e perda da liberdade. É absurdo gastar milhares de reais em processos distanásicos. Segundo Gawande (2015), 30% dos pacientes internados em UTI estão em estágio terminal da doença e poderiam se beneficiar de programas de cuidados paliativos. De acordo com Pessini (2013), podemos ser curados de doenças, mas não da mortalidade. Integrar a dimensão da finitude e da mortalidade ao cotidiano é função de um cuidado que busca a qualidade de vida.

É preciso discutir o que se ouve com frequência quando o paciente é internado: "façam tudo". Nesse enunciado reside o perigo do excesso de tratamentos. Há vinte anos, escrevi um artigo em que já apontava os perigos do excesso de técnica em um paciente idoso, que não queria mais que se procedesse ao prolongamento de sua vida (Kovács, 1998). Não se trata de matar o paciente e sim de deixá-lo morrer em paz. Naquele tempo não havia a resolução da ortotanásia (Conselho Federal de Medicina, 2006) nem as diretivas antecipadas de vontade (Conselho Federal de Medicina, 2012). A discussão sobre distanásia deveria ocupar espaço maior no Brasil, porque, segundo Arantes (2016) são cometidos excessos, que podem se configurar como tortura.

De acordo com Ferreira (2008), a sedação paliativa é o recurso utilizado quando outras formas de paliação não trazem alívio dos sintomas. Como ela implica rebaixamento da consciência, precisa ser autorizada pelo paciente ou por familiares. O esclarecimento é fundamental e trata-se de grave infração ética instalar sedação sem autorização.

MORTE COM DIGNIDADE: A IMPORTÂNCIA DOS CUIDADOS PALIATIVOS

A questão da dignidade se tornou importante após as Guerras Mundiais, em que ocorreram procedimentos com violência e humilhação, causando sofrimento a milhares de pessoas. Dignidade é um conceito polissêmico, que gera dúvidas sobre o que oferecer nas políticas de humanização na saúde. A busca de dignidade é responsabilidade de cada pessoa, ao determinar seus valores e exercer a autonomia, que precisa ser respeitada e legitimada. A dignidade está ligada à autonomia, sendo fundamental que o processo de morrer seja propriedade do sujeito e não de outros.

O final da vida é tempo de introspecção e avaliação. É preciso diferenciar introspecção e depressão. Oferecer antidepressivos e criar um ambiente "alegre" pode interferir seriamente nesse processo. Morrer demanda energia psíquica – que se soma à fadiga provocada pela falência de órgãos.

A aproximação da morte pode ser um processo de crescimento psicológico para o paciente e seus familiares, promovendo a ampliação da consciência e a ressignificação dos relacionamentos. Para Gawande (2015), dignidade na vida e na morte implica ter controle sobre a vida e o máximo de independência possível.

A boa morte é uma construção pessoal, que envolve as dimensões e os valores da pessoa e da família. Floriani (2016) alerta que a "obrigação" de boa morte pode engessar os cuidados e o alívio de sintomas, impedindo que os pacientes expressem sua dor e seu sofrimento. Surge então o conflito: priorizar o alívio de sintomas ou a individualidade do paciente? Numa perspectiva antropológica, Menezes (2004) afirma que não existe uma boa morte ideal e padronizada. A busca do ideal pode tornar o processo inviável. A dignidade que preserva a autonomia das pessoas permite diversidade nas possibilidades da morte com dignidade e exige flexibilidade dos profissionais. Para que se possa considerar a autonomia é preciso reconhecer o indivíduo como capaz de tomar decisões sobre si.

Indivíduos com maturidade existencial podem alcançar paz e morrer com tranquilidade num processo de aceitação da finitude. Os que não a aceitam pedem para que se continue com tratamentos invasivos, prolongando a vida e gerando sofrimento para si e para seus familiares. O respeito à dignidade humana, todavia, implica entender e atender as necessidades de cada um (Kovács, 2014).

Segundo Floriani e Schramm (2010a), o processo de morrer com elementos estéticos, a calotanásia, propicia rituais importantes ao paciente. Os autores propõem que se valorize a biografia deste para ajudar no limiar da morte, favorecendo a abertura para a transcendência. Em outro artigo (2010b), falam do paciente como hóspede, que vem ao serviço de cuidados paliativos como aquele que conduzirá o próprio processo de cuidados. Busca-se a comunicação franca com os pacientes sobre sua doença e o plano de tratamento, levando em conta o que desejam. Os cuidados no final da vida envolvem solidariedade, compromisso e compaixão e não posições autoritárias e paternalistas. Os pacientes que puderam conversar com seus médicos sobre o final de vida tiveram maior possibilidade de morrer em paz e obter o controle da situação. Além disso, seus familiares também conseguiram elaborar melhor o luto.

Em nosso país, ainda não há legalização da eutanásia e do suicídio assistido; mesmo que os pacientes os solicitem, não são procedimentos autorizados. É preciso entender a diferença entre acolher um desejo e a necessidade de executá-lo.

Ainda há pouco conhecimento sobre cuidados paliativos no Brasil, o que faz que não sejam indicados, ou comecem tardiamente, pelos seguintes motivos: valorização de procedimentos para cura; conflitos de manejo entre profissionais; interesses econômicos envolvidos em tratamentos sofisticados não utilizados em cuidados paliativos; dificuldade no acesso a opiáceos; insegurança dos profissionais em relação a práticas de cuidados paliativos.

Segundo Burlá e Py (2014), os cuidados paliativos são indicados para pessoas com doenças que ameaçam a vida e devem ser iniciados logo após o diagnóstico, em conjunto com tratamentos para cura ou remissão de sintomas. O foco principal passa a ser a pessoa e não mais a doença. A compaixão é elemento fundamental no cuidado a pacientes e familiares – considerados, segundo as autoras, unidades de cuidados. Trata-se de uma abordagem que integra técnica e sensibilidade para garantir qualidade de vida e conforto, demandando ciência e humanismo.

É preciso corrigir os seguintes erros em relação a cuidados paliativos: eles não são oferecidos apenas a pacientes terminais nem são tratamentos de luxo. Ao contrário, no Brasil, começaram a ser aplicados em hospitais públicos e só gradualmente as instituições privadas estão desenvolvendo atendimento e cursos de formação para seus profissionais.

Byock (1997) aponta que muitas pessoas querem morrer em casa com a família, embora a maioria venha a óbito em hospitais depois de ter passado seus últimos dias numa UTI, amarrada para não arrancar os tubos. O autor apresenta relatos de pacientes que pedem conforto, acolhimento, facilitação para suas necessidades básicas e comida caseira. Eles buscam companhia, afeto e, sobretudo, alívio e controle da dor. Não é morrer que causa sofrimento, e sim resistir à morte.

Os cuidados paliativos estão voltados à reconstrução da autonomia de idosos, pacientes de doenças crônicas, degenerativas e também com demência. O objetivo é preservar sua dignidade, aliando o desenvolvimento técnico à manutenção de valores humanos. Para Burlá *et al.* (2014), a doença de Alzheimer em idosos exige uma preocupação bioética central na atualidade. As demências impactam o paciente, sua família e seu entorno, uma vez que atingem a memória, a história e a cognição, afetando de maneira significativa sua autonomia.

Os cuidados paliativos envolvem um *continuum* do diagnóstico até o final da vida com diferentes tratamentos e intensidades. No início da doença, procedimentos intensivos são propostos porque se busca cura ou remissão de sintomas. Com o avanço desta, o alívio e o conforto se tornam prioridade em detrimento de tratamentos que podem se transformar em processos distanásicos. Interromper tratamentos fúteis é um imperativo ético.

Os cuidados paliativos podem se prolongar por meses ou anos, estando vinculados também à longevidade. Os idosos apresentam múltiplos sintomas, e seu corpo, menos reservas; aparecem fragilidades, confusão mental, dor, dispneia e outros sintomas que causam sofrimento. No final da vida, mais do que cuidar de órgãos é a pessoa e seu sofrimento que importam. Os cuidados paliativos permitem antecipar o cuidado ao sofrimento, uma vez que sintomas são previsíveis. Essa antecipação é importante para que a pessoa possa levar a vida com qualidade. Uma pessoa com metástase óssea, por exemplo, terá dor, que deve ser cuidada para que não atinja uma intensidade insuportável. No caso das demências, no entanto, ainda não existe a prática disseminada de inserir os pacientes e seus familiares em programas de cuidados paliativos, tanto no nível ambulatorial como no de internação.

Os cuidados paliativos estão registrados no mais recente Código de Ética Médica do Conselho Federal de Medicina (CFM, 2009), como apontam Pessini e Hossne (2010). Comentando o documento, os autores se referem à terminalidade da vida, ao não abandono dos cuidados médicos, e combatem a distanásia. Os cuidados paliativos precisam ser integrados em políticas públicas de saúde. A gestão da morte com dignidade está nos programas de cuidados paliativos e deveria estar relacionada com políticas públicas para o bem morrer.

A reflexão bioética em cuidados paliativos ressalta os seguintes pontos: a limitação consentida de tratamento e o cuidado para controle da dor e outros sintomas incapacitantes. É preciso aumentar o número de Comitês Hospitalares de Bioética, a educação dos profissionais e a informação do público. O termo de consentimento livre e esclarecido contribui para a dignidade da pessoa no final da vida. Pacientes com doença avançada e crônica devem ter a possibilidade de decidir acerca da continuidade dos tratamentos.

Para morrer com dignidade é fundamental ter: conhecimento da aproximação da morte; controle; intimidade e privacidade; conforto para sintomas incapacitantes; opção de escolha do local da morte; informação, esclarecimento, apoio emocional e espiritual; acesso a cuidados paliativos; pessoas com quem compartilhar; acesso a diretrizes antecipadas de vontade; poder decisório para morrer sem impedimentos. As pessoas podem ter medo de recusar tratamentos e de ser abandonadas. É importante definir prioridades e cuidar de sintomas, evitando cirurgias e tratamentos invasivos que não tragam benefícios. Segundo Byock (1997) recusar tratamentos não implica que a pessoa queira morrer, mas a possibilidade de evitar efeitos colaterais. Ressuscitar uma pessoa gravemente enferma pode condená-la a passar os últimos dias da vida numa UTI. Em relação aos opiáceos, o que se observa é o temor de que possam levar à adição e, assim, apressar a morte. Esses dois mitos podem levar ao início tardio da analgesia eficaz, que começa a ser efetuada somente no final da vida. Pela associação da morfina com a aproximação da morte, muitos pacientes se recusam a tomá-la, como se esta fosse uma extrema-unção química. Por outro lado, será que a dor intensa sem cuidados não apressa a morte? Observa-se um paradoxo: não se ministra morfina porque isso apressaria a morte, e ao não ministrá-la ocorre intenso sofrimento, que pode matar ou promover o desejo de morrer. Morte sem dor é associada com dignidade. Ter dor e dispneia na finalização da vida são os maiores temores do paciente, sendo a morfina a medicação indicada em ambos os casos.

O morrer bem se relaciona com a identidade da pessoa, com sua singularidade construída durante a vida. Esses valores podem ser distintos, considerando a família de origem e a constituída. Muitas vezes, tais conflitos se evidenciam no momento da morte, o que exige capacidade de mediação dos profissionais. Diferenças de manejo podem ocorrer entre os profissionais que atendem o paciente e os plantonistas do hospital. Nem sempre o prontuário registra decisões e vontades, criando impasses.

As pessoas pedem para morrer porque sentem que sua existência se encerrou e não veem mais sentido em continuar vivendo. É fundamental acolher esse movimento da existência nos tempos atuais, em que a morte é tabu – inclusive se o pedido for entendido como suicídio ou eutanásia. O desejo de morrer pode estar relacionado a um sofrimento que não está sendo cuidado. Se for esse for o motivo, é tarefa do profissional cuidar do paciente de forma adequada. Mas, caso se trate de um sofrimento que não pode ser aliviado, a escuta e a acolhida constituem o melhor cuidado. No livro *A morte íntima* (2004), Hennezel mostra como uma escuta de movimentos de morte trouxe calma e paz onde havia discórdia e sofrimento, quando se evitava falar sobre a finalização da vida. A autora observa quanto as pessoas, hoje, estão despreparadas para ouvir e acolher sentimentos de pessoas no final da vida.

A boa morte demanda ter controle e tomar decisões, que incluem o conhecimento da doença e sua evolução. Tudo isso depende de uma comunicação eficaz com a equipe médica, que permita ao paciente expressar seus desejos e necessidades. Glaser e Strauss (1965) apontam a importância da conscientização do paciente sobre seu estado para que ele possa organizar a vida no processo da doença, criando uma "coreografia sobre sua morte", como refere Kübler-Ross (2002).

A recusa de tratamentos é aceita e oficializada no termo de consentimento livre e esclarecido. Este institucionaliza a responsabilidade do enfermo sobre sua vida e o compromisso de familiares e profissionais, que devem respeitar o desejo expresso. O paciente sabe o que está acontecendo consigo; o médico e a equipe conhecem os tratamentos que são indicados naquela situação. A recusa de tratamento não deve ser compreendida pelo profissional como ataque à sua pessoa e sim como a vontade do paciente. Tratar esse comportamento com desprezo ou como retaliação é atitude antiética, que deve ser evitada.

É importante perguntar ao paciente sobre tratamentos agressivos – como intubação, uso de antibióticos e alimentação artificial. Gawande (2015) propõe que essas conversas não tenham caráter decisório e sim tenham caráter informativo. Só assim os pacientes e seus familiares poderão expressar o que desejam no final da vida. Pode-se verificar também em quem o paciente confia para as decisões de final da vida, quais são seus maiores medos e preocupações, o que é mais importante e que concessões está disposto a fazer.

Atualmente, há discussões e protocolos sobre a retirada ou não de suporte vital; a suspensão de mecanismos artificiais para manutenção de vida (hidratação, nutrição, ventilação mecânica); e a não reanimação em parada cardiorrespiratória. Segundo Forte (2016), há protocolos para a extubação que permitem a evolução natural da doença. É fundamental conversar com a família sobre o procedimento. Quando ocorre a extubação, os cuidados paliativos não são interrompidos. A ação deve ser anotada em prontuário como forma de proteção à distanásia.

É importante tecer algumas considerações sobre a interrupção da alimentação, fonte de questões afetivas e simbólicas para os seres humanos. Comer bem e em companhia das pessoas queridas é parte essencial da vida. Muitos pacientes perdem a vontade de comer por várias circunstâncias – sobretudo nas doenças oncológicas, que causam inapetência e náusea. Familiares e profissionais podem se desesperar com essa situação, forçando o doente a comer. Porém, há situações em que a alimentação passa a ser nociva por causar sofrimento adicional, náuseas, sensação de estômago pesado e obstipação intestinal. Existem protocolos de interrupção de alimentação quando esta causa sofrimento. É fundamental esclarecer familiares sobre o que significa esse procedimento, deixando claro que sua interrupção não é eutanásia e sim ortotanásia.

Os familiares sofrem nos momentos finais da vida de seus entes queridos. A dor da perda se mescla com aflição quando constatam o sofrimento do paciente. Esclarecer a família sobre os sintomas mais comuns no final da vida e seu possível alívio pode lhes trazer tranquilidade, por sentirem que estão fazendo o que é melhor para o paciente. Ter um parente na UTI provoca alto nível de ansiedade nos familiares. Se a internação for indicada, é preciso cuidado especial para orientá-los sobre o que está acontecendo lá, principalmente se, ainda lúcido, o paciente havia dito que não queria ser encaminhado para essa unidade. Em programas de cuidados paliativos, a família compõe a unidade de cuidados, mas não deve ser sobrecarregada, pois a responsabilidade é enorme.

Os familiares podem se tornar pacientes ocultos, porque pensam que não precisam de cuidados e porque os profissionais não reconhecem seu sofrimento. No St. Christopher's Hospice, centro de referência em cuidados paliativos, um dos motivos para a internação do paciente é oferecer um tempo de respiro aos familiares, que nessas situações são orientados a de fato descansar.

As diretivas antecipadas de vontade (DAV) são um poderoso instrumento na atualidade para combater a distanásia, favorecendo a autonomia e o exercício da vontade de pacientes e de seus familiares. Mas elas ainda são pouco conhecidas pelo público e por profissionais. É fundamental divulgar esse procedimento e facilitar a comunicação entre profissionais de saúde e os pacientes. Forte (2016) aponta que há menos pessoas morrendo em UTIs com o advento das DAV. Não se observa nesses documentos pedidos para intensificar tratamentos ou de encaminhamento à UTI. O autor propõe que as DAV sejam redigidas como exercício de vontade e desejos sobre os últimos dias e não como indicações de tratamento. Não é o caso de oferecer um leque de opções para que o paciente escolha o que não conhece. Com base nos desejos expressos, o médico poderá buscar os melhores procedimentos para o caso. Outra modalidade de exercício de autonomia implica a eleição de uma pessoa que possa representar o paciente, de forma que suas decisões sejam cumpridas na instituição hospitalar quando este não estiver mais consciente. Arantes (2016) chama essas figuras de "procuradores da vida". Muitas vezes os representantes não são familiares, pois o paciente teme que o envolvimento emocional destes impeça que seus desejos sejam cumpridos.

A mesma autora propõe que as DAV sejam determinadas entre médico e paciente e constem do prontuário. As DAV podem ser redigidas a qualquer momento, sendo importante que ainda se tenha consciência e a possibilidade de fazer escolhas, principalmente quando há diagnóstico de doença com limitações cognitivas.

Na formação do profissional, é preciso garantir que este, além de ter competências técnicas para alívio e controle de sintomas, possa ser um facilitador para que pacientes e seus familiares tomem as melhores decisões. Decisões de final de vida não são fáceis nem imediatas; demandam tempo, negociação e compartilhamento. A hierarquia do poder de decisão é a seguinte: paciente, familiares e profissionais, enfatizando-se que é melhor haver harmonia e concordância. É importante que todos possam ouvir e reconhecer os desejos do paciente, inclusive quando parece mais "difícil" porque este recusa determinado tratamento ou deseja morrer. Essa situação pode se tornar ainda mais complexa quando há posições diferentes entre os vários membros da família.

O cuidado a pacientes gravemente enfermos demanda particularização e compreensão dos significados e dos sentidos pessoais. Por isso é fundamental que os profissionais aprendam competências humanas – como empatia, compaixão e solidariedade – para que possam cuidar dos pacientes e, ao mesmo tempo, respeitar sua biografia.

Doentes em fase terminal necessitam principalmente de conforto e não de tratamentos invasivos ou exames diagnósticos. Uma das grandes metas da clínica é a dignidade, o respeito aos valores da pessoa e a diminuição do sofrimento, enfatizando a beneficência e não a maleficência. O sofrimento só é intolerável quando não é cuidado e leva a processos autodestrutivos. Haveria menos pedidos de eutanásia se os doentes não se sentissem solitários e com dor, sendo acolhidos em suas necessidades. Constata-se que alguns profissionais não sabem como aliviar a dor e se afastam dos pacientes porque é difícil assistir à pessoa durante seu processo de morte.

Gawande (2015) afirma que há um desinteresse dos jovens médicos por uma medicina de cuidados, principalmente os de final de vida. Nos cuidados paliativos não há tratamentos sofisticados e sim a busca de controlar sintomas que podem durar vários anos. Segundo o autor, muitos médicos prescrevem tratamentos que não acreditam ser eficientes para não frustrar as expectativas dos pacientes, mas acabam provocando danos porque têm dificuldade de conversar com eles sobre o processo.

Há diferentes tipos de médico. O primeiro é composto por aqueles que decidem o que fazer com o doente sem consultá-los, numa atitude paternalista, cujo efeito mais drástico é a distanásia. O segundo compõe uma espécie de "informante" sobre os diversos tratamentos que o paciente deve escolher, numa postura defensiva para evitar processos. O terceiro tipo é o interpretativo, que propõe decisões compartilhadas, mesclando necessidades e expectativas do paciente e os tratamentos disponíveis. Antigamente, os médicos cuidavam de seus pacientes de forma integral. Hoje, observa-se a fragmentação dos cuidados e a sensação de despersonalização, que transformam sujeitos em órgãos.

De acordo com Pessini (2002); o sofrimento suscita compaixão. No entanto, se houver indiferença, aumentam a dor e o sofrimento. Termino este capítulo refletindo sobre a presença da morte no processo da vida, do qual o último passo é o morrer:

> Dizem as escrituras sagradas: "Para tudo há o seu tempo. Há tempo para nascer e tempo para morrer". A morte e a vida não são contrárias. São irmãs. A "reverência pela vida" exige que sejamos sábios para permitir que a morte chegue quando a vida deseja ir. (Alves, 2003, p. 3)

REFERÊNCIAS

ALVES, R. "Sobre a morte e o morrer. *Folha de S.Paulo*, 12 out. 2013, Opinião, p. 3.

ARANTES, A. C. *A morte é um dia que vale a pena viver.* São Paulo: Casa da Palavra, 2016.

ARIÈS, P. *História da morte no Ocidente.* Rio de Janeiro: Francisco Alves, 1977.

BURLÁ, C. "Envelhecimento e doença de Alzheimer: reflexões sobre autonomia e o desafio do cuidado". *Revista Bioética,* v. 22, n. 1, 2014, p. 85-93.

Burlá, C.; Py, L. "Cuidados paliativos: ciência e proteção ao fim da vida". *Cadernos de Saúde Pública*, v. 30, n. 6, 2014, p. 1-3.

Burlá, C. *et al.* "Envelhecimento e doença de Alzheimer: reflexões sobre autonomia e o desafio do cuidado". *Revista Bioética,* v. 22, n. 1, 2014, p. 85-93.

Byock, I. *Dying well. The prospect for growth at the end of life.* Nova York: Riverhead, 1997.

Conselho Federal de Medicina. Resolução n. 1805/2006. Disponível em: <http://www.portalmedico.org.br/resolucoes/cfm/2007/111_2007.htm>. Acesso em: 15 mar. 2018.

______. Código de Ética Médica. Resolução n. 1931/2009. Disponível em: https://portal.cfm.org.br/images/stories/biblioteca/codigo%20de%20etica%20medica.pdf>. Acesso em: 15 mar. 2018.

______. Resolução n. 1995/2012. Disponível em: <http://www.portalmedico.org.br/resolucoes/cfm/2012/1995_2012.pdf>. Aceso em: 15 mar. 2018.

Ferreira, S. P. "Sedação paliativa". In: Oliveira, R. A. (org.). *Cuidado paliativo.* São Paulo: Cremesp, 2008, p. 355-64.

Floriani, C. A. "Anthroposophy and integrative care at the end of life". *Alternative and complementary therapies,* v. 22, n. 3, 2016, p. 99-104.

Floriani, C. A.; Schramm, F. R. "Journey of struggle. Kalosthanasia and the hospice way of dying". *Palliative and Supportive Care,* v. 8, 2010a, p. 461-68.

______. "How might Levinas concept of the other's priority and Derrida's unconditional hospitality contribute to the philosophy of the modern hospice movement?" *Palliative and Supportive Care,* v. 8, 2010b, p. 215-20.

Forte, D. "Extubação paliativa". VI *Congresso Internacional de Cuidados Paliativos e III Congresso Lusófono de Cuidados Paliativos.* Bento Gonçalves (RS): Academia Nacional de Cuidados Paliativos, 2016 (comunicação oral).

Gawande, A. *Mortais.* Rio de Janeiro: Objetiva, 2015.

Glaser, B.; Strauss, A. *Awareness of dying.* Chicago: Aldine, 1965.

Hennezel, M. *A morte íntima.* São Paulo: Letras e Ideias, 2004.

Kovács, M. J. "Autonomia e o direito de morrer com dignidade". *Bioética,* v. 6, n. 1, 1998, p. 61-70.

______. "A caminho da morte com dignidade no Século XXI". *Revista Bioética*, v. 22, 2014, p. 94-104.

Kübler-Ross, E. *A roda da vida*. Rio de Janeiro: Editora Sextante, 2002.

Menezes, R. A. *Em busca da boa morte*. Rio de Janeiro: Garamond, 2004.

Pessini, L. "Humanização da dor e do sofrimento humanos no contexto hospitalar". *Bioética*, v. 10, n. 2, 2002, p. 31-46.

______. "Distanásia: por que prolongar o sofrimento?" *Ciência Hoje*, 22 mar. 2013. Disponível em: <http://www.cienciahoje.org.br/revista/materia/id/707/n/distanasia:_por_que_prolongar_o_sofrimento>. Acesso em: 15 mar. 2018.

Pessini, L.; Bertanchini, L. *Humanização e cuidados paliativos*. São Paulo: Loyola, 2004.

Pessini, L.; Hossne, W. S. "Terminalidade da vida e o novo Código de Ética Médica". *Revista Bioethikus*, v. 4, n. 2, 2010, p. 127-129.

Tolstói, L. *A morte de Ivan Ilitch*. São Paulo: Publifolha, 1998.

World Health Organization. *Envelhecimento ativo: uma política de saúde*. Brasília: Organização Pan-Americana da Saúde, 2005. Disponível em: <http://bvsms.saude.gov.br/bvs/publicacoes/envelhecimento_ativo.pdf>. Acesso em: 15 mar. 2018.

2.
Espiritualidade, finitude humana, medicina e cuidados paliativos

Leo Pessini

"O insuportável não é só a dor; mas a falta de sentido da dor, mais ainda, a dor da falta de sentido."
(Oswaldo Giacoia Junior, filósofo brasileiro)

INTRODUÇÃO: MEDICINA E ESPIRITUALIDADE

HÁ UM CANSAÇO NA cultura contemporânea em relação a uma medicina que reduz o ser humano meramente à sua dimensão biológica orgânica. O ser humano é muito mais do que sua materialidade biológica. Poderíamos dizer que esse cansaço provocou uma crise da medicina técnico-científica que favoreceu o nascimento de um novo modelo: o paradigma biopsicossocial e espiritual (Siqueira, 2000; Cassel, 1998). É a partir dessa virada antropológica que podemos introduzir a dimensão espiritual do ser humano como um componente importante de ser trabalhado na área de cuidados no âmbito da saúde. Existem em nosso meio inúmeras publicações sobre essa questão que não podem passar despercebidas (Leloup *et al.*, 2002; Pessini e Barchifontaine, 2008; Pessini e Bertachini, 2012).

A Declaração Universal sobre Bioética e Direitos Humanos da Organização das Nações Unidas para a Educação, a Ciência e a

Cultura (Unesco, 2005, p. 5), logo na sua introdução, apresenta como fundamento uma visão antropológica integral, holística, contemplando a "dimensão espiritual" do humano, "tendo igualmente presente que a identidade de um indivíduo inclui dimensões biológicas, psicológicas, sociais, culturais e espirituais".

A Associação Médica Mundial (AMA), na Declaração de Lisboa sobre os Direitos do Paciente (1981), confirmada pela 200ª Seção do Conselho da AMA em Oslo, Noruega, em abril de 2015, elenca 11 direitos do paciente, sendo o décimo primeiro o "direito à assistência religiosa". Na íntegra: "O paciente tem o direito de receber ou recusar conforto espiritual ou moral, incluindo a ajuda de um ministro de sua religião de escolha".

No Canadá, o Código de Ética Médica (atualizado em 2004), ao apresentar as dez "responsabilidades fundamentais" dos médicos canadenses, diz que é uma responsabilidade fundamental do médico "prover cuidados apropriados ao seu paciente, mesmo quando a cura não é mais possível, incluindo o conforto físico e espiritual, bem como suporte psicossocial."

A Associação Médica Americana, numa "declaração sobre cuidados de final de vida" (2005), diz que na última fase da vida as pessoas "buscam paz e dignidade" e sugere que os médicos

> prestem atenção nos objetivos e valores pessoais do indivíduo na fase final de vida. Os pacientes devem confiar que seus valores pessoais terão prioridade razoável, seja na comunicação com a família e os amigos, no cuidado das necessidades espirituais, na realização de uma última viagem, na tarefa de concluir uma questão ainda inacabada na vida ou de morrer em casa ou em outro lugar significativo para a pessoa.

No México, entrou em vigor, em 5 de janeiro de 2009, o Decreto por el que se reforma y adiciona la Ley General de Salud en Materia de Cuidados Paliativos. No Cap. II que trata dos direitos do paciente em situação terminal, diz que o paciente tem direito "a receber os serviços espirituais quando ele, sua família, representante legal ou pessoa de confiança assim o solicitar".

A Associação Medica da Austrália na sua Declaração sobre final de vida e Planejamento de cuidados de 2014 qualifica os elementos constituintes dos chamados "bons cuidados de final de vida". Entre estes elementos, os bons cuidados de final de vida, "devem atender não somente as necessidades físicas do paciente, mas também as necessidades psicológicas, emocionais, religiosas e espirituais do paciente, seus familiares e cuidadores".

ESPIRITUALIDADE E A CARTA DOS DIREITOS DOS USUÁRIOS DA SAÚDE

Em nosso país, o Ministério da Saúde aprovou a Portaria n. 1820, de 13 de agosto de 2009, que "dispõe sobre os direitos e deveres dos usuários da saúde nos termos da legislação vigente" (art. 1º), que passam a constituir a Carta dos Direitos dos Usuários da Saúde (art. 9º) (Brasil, 2009).

O artigo 4º, e seu parágrafo único, afirmam (grifos meus):

> Toda pessoa tem direito ao atendimento humanizado e acolhedor, realizado por profissionais qualificados, em ambiente limpo, confortável e acessível a todos. Parágrafo único: é direito da pessoa, na rede de serviços de saúde, ter atendimento humanizado, acolhedor, livre de qualquer discriminação, restrição ou negação em virtude de

idade, raça, cor, etnia, religião, orientação sexual, identidade de gênero, condições econômicas ou sociais, estado de saúde, de anomalia, patologia ou de deficiência, *garantindo-lhe*:

[...]

III – nas consultas, nos procedimentos diagnósticos, preventivos, cirúrgicos, terapêuticos e internações, o seguinte: *respeito* [...] d) aos seus valores éticos, culturais e religiosos; [...] g) o bem-estar psíquico e emocional;

X – a escolha do local de morte;

[...]

XIX – o recebimento de visita de religiosos de qualquer credo, sem que isso acarrete mudança na rotina de tratamento e do estabelecimento e ameaça à segurança ou perturbações a si ou aos outros.

Já o art. 5º afirma que "toda pessoa deve ter seus valores, cultura e direitos respeitados na relação com os serviços de saúde, garantindo-lhe: [...] VIII – o recebimento ou recusa à assistência religiosa, psicológica e social".

Como vemos, hoje há um reconhecimento, em termos de políticas públicas, bem como no âmbito da própria medicina, da necessidade do cuidado espiritual.

QUE ESPIRITUALIDADE CULTIVAR DIANTE DO "MISTÉRIO DO SOFRIMENTO HUMANO E DA MORTE?"

Vivemos num momento cultural sócio-histórico, no âmbito das terapias da saúde, dominado pela analgesia, em que fugir da dor é o caminho racional e normal. À medida que a dor e a morte são absorvidas pelas instituições de saúde, a capacidade de enfrentar a dor, de inseri-la no ser e de vivê-la é retirada do paciente. Ao ser tratada por drogas, a dor é vista medicamente como uma disfunção nos circuitos fisiológicos, sendo despojada de sua dimensão existencial subjetiva. Claro que essa mentalidade retira do sofrimento seu significado íntimo e pessoal e transforma a dor em problema técnico.

Diz-se que hoje temos a chamada trindade farmacológica da felicidade, no nível *físico-corporal*, *psíquico* e *sexual*, que está disponível a conta-gotas nas prateleiras das farmácias, a um custo razoável. O *Xenical* – para emagrecimento e para a busca da felicidade do corpo escultural; o *Prozac* – para livrar-se dos incômodos da depressão e da busca do bem-estar psíquico; e o *Viagra*, que liberta do fracasso e da vergonha da disfunção erétil (impotência) para proporcionar o prazer e a felicidade sexual. Hoje não mais contamos com os místicos de outrora, que atribuíam à dor e ao sofrimento um sentido. Vivemos numa sociedade em que o sofrer não tem mais sentido, e por isso nos tornamos incapazes de encontrar algum significado numa vida marcada pelo sofrimento. Na base das solicitações para se praticar a eutanásia temos sempre o drama da vida envolta em sofrimento sem perspectivas. As culturas tradicionais tornam o homem responsável por seu comportamento sob o impacto da dor, mas hoje é a sociedade industrial que responde diante da pessoa que sofre para livrá-la desse incômodo.

Num meio medicalizado, a dor perturba e desnorteia a vítima, obrigando-a a entregar-se ao tratamento. Ela transforma em virtudes obsoletas a compaixão e a solidariedade, fontes de reconforto. Nenhuma intervenção pessoal pode mais aliviar o sofrimento. Só quando a faculdade de sofrer e de aceitar a dor foi enfraquecida é que a intervenção analgésica tem efeito previsto. Nesse sentido, o manejo da dor pressupõe a medicalização do sofrimento.

A dor pode ser definida como uma perturbação, uma sensação no corpo. O sofrimento, por outro lado é um conceito mais abrangente e complexo, que atinge a pessoa como um todo. No caso de doença, trata-se de um sentimento de angústia, vulnerabilidade, perda de controle e ameaça à integridade do eu. Pode existir dor sem sofrimento e sofrimento sem dor. Em cada caso, somente nós podemos senti-lo, bem como aliviá-lo. A dor exige medicamento e analgésico; o sofrimento clama por sentido. Como afirma Cassel (1998, p. 132, grifos do autor),

> O sofrimento ocorre quando existe a possibilidade de uma destruição iminente da pessoa, continua até que a ameaça de desintegração passa ou até que a integridade da pessoa é restaurada novamente de outra maneira. Aponto que *sentido e transcendência* oferecem duas pistas de como o sofrimento associado com destruição de uma parte da personalidade pode ser diminuído. *Dar um significado* à condição sofrida frequentemente reduz ou mesmo elimina o sofrimento associado a ela. A *transcendência* é provavelmente a forma mais poderosa pela qual alguém pode ter sua integridade restaurada, após ter sofrido a desintegração da personalidade.

No famoso Livro de Jó, escrito há mais de 2.500 anos, há uma apresentação do mistério do sofrimento diante de Deus. É a mesma pergunta que tantos "Jós" (sofredores) se fazem hoje: "Por que Deus faz isso comigo?" O rabino Kushner (1988, p. 82) responde que

> [...] as palavras de Jó nem de longe contêm uma indagação de ordem teológica – elas são um grito de dor. Depois daquelas palavras caberia um ponto de exclamação, não de interrogação. O que Jó queria de seus amigos [...] não era teologia, mas simpatia. Não desejava que lhe explicassem Deus, tampouco estava querendo mostrar-lhes que sua teologia era insatisfatória. Ele queria somente dizer-lhes que era realmente um bom homem e que as coisas que lhe estavam acontecendo eram terrivelmente trágicas e injustas. Mas seus amigos empenharam-se tanto em falar de Deus que quase esqueceram de Jó, a não ser para observar que ele deveria ter feito alguma coisa de muito ruim para merecer aquele destino das mãos de um Deus justo.

Na história da espiritualidade católica, em época não muito distante de nós, enfatizava-se exageradamente a importância do sofrimento, caindo-se numa mentalidade dolorista de valorização do sofrimento por si mesmo. A expressão do povo "se a gente não sofre não ganha o céu" espelha bem essa mentalidade. Na busca de superação dessa religião do sofrimento e da culpa precisamos beber da fonte primeira, redescobrindo nos Evangelhos que no centro não está a dor ou o sofrimento, mas o amor. O mandamento não é para sofrer, mas para amar.

Na carta apostólica *Salvifici Doloris* (João Paulo II, 1984, p. 18), lemos que "o sofrimento humano suscita compaixão, inspira também respeito e, a seu modo, intimida. Nele, efetivamente está contida a grandeza de um mistério específico". É dito também que "o amor é ainda a fonte mais plena para a resposta à pergunta acerca do sentido do sofrimento. Essa resposta foi dada por Deus ao homem, na Cruz de Jesus Cristo".

ESPIRITUALIDADE E CUIDADOS PALIATIVOS

A espiritualidade diz respeito à busca do ser humano de um sentido e de um significado transcendente da vida. A religião, por outro lado, é um conjunto de crenças, práticas rituais e linguagem litúrgica que caracteriza uma comunidade que está procurando dar um significado transcendente às situações fundamentais da vida, do nascer ao morrer.

Desde sua origem, a filosofia dos cuidados paliativos, partindo do cultivo de uma visão antropológica biopsicossocial e espiritual, propõe um *modelo de cuidados holísticos* que vá ao encontro das necessidades das várias dimensões do ser humano, seja no nível físico, psíquico, social ou espiritual. A própria definição da Organização Mundial da Saúde contempla tal perspectiva.

Hoje se reforça a convicção de que os cuidados paliativos devem "expandir seu foco para além do controle da dor e dos sintomas físicos, para incluir abordagem psiquiátrica, psicológica, existencial e espiritual nos cuidados de final de vida e talvez em situações específicas culminar no processo de aceitação com serenidade e em paz da própria morte" (Breitbart, 2008, p. 211).

A provisão para controle da dor e dos sintomas físicos continua sendo o objetivo básico e fundamental dos paliativistas. Isso porque tais sintomas se transformam em fonte de angústia e sofrimento para o paciente e os paliativistas têm as ferramentas e as habilidades para efetivamente lidar com esses sintomas.

É possível resumir os objetivos da medicina em *prolongar, proteger e preservar a vida humana*. Mas como tais objetivos podem ser aplicados aos cuidados paliativos? Prolongar a vida não é um objetivo clínico nesse campo. Paradoxalmente, estudos recentes mostram que pacientes internados em unidades de cuidados paliativos sobrevivem por mais tempo do que aqueles em fase final que são cuidados em outros contextos clínicos. Proteger o paciente de danos apresenta-se como razoável. O que significa preservar a vida como um objetivo em cuidados paliativos? Significa fazer tudo que for possível para que o paciente mantenha sua essência, seu senso de identidade, significado e dignidade na última fase da vida e no processo do morrer. Isso pode ser obtido por intermédio do controle dos sintomas e dos cuidados humanizados, facilitando o relacionamento com as pessoas queridas, focando em questões existenciais que necessitam ser finalizadas e cuidando do legado que a pessoa deixa.

Assim, em cuidados paliativos, os objetivos são *raramente* prolongar a vida, *frequentemente* proteger a vida e *sempre* preservá-la e cuidar dela.

A compaixão é um importante elemento humano em todas as interações em cuidados paliativos e pode ser definida pela *hospitalidade, presença e abertura para ouvir.* O encontro clínico dos cuidadores com o doente implica comunicar a este a noção de que todos nós estamos relacionados uns com os outros, enfrentamos as mesmas realidades e questões existenciais – por exemplo, nossa finitude (Pessini e Bertachini, 2012).

Estar presente é procurar focar as preocupações e a história do paciente. Ouvir é responder de tal maneira às suas preocupações e angústias que este se sinta compreendido. A empatia está na arte de ouvir. O objetivo maior dessa abordagem na fase terminal é ajudar no processo de aceitação da vida vivida e, finalmente, chegar à aceitação da morte – em outras palavras, enfrentar a morte com serenidade e paz. Breitbart (2008, p. 211) afirma: "Reconhecer e encarar com serenidade a própria morte, nossa finitude de vida, pode ser para muitos um fator de transformação. A atitude de enfrentar a própria morte leva a pessoa a encarar e a abraçar a vida que foi vivida".

Ao examinar a vida que viveu e que luta para aceitar, a pessoa enfrenta uma série de desafios. Confrontar a morte pode aprimorar o processo quando se busca um senso de coerência, significado e completude. Isso permite também que tenhamos a consciência de que o último capítulo da vida é a derradeira oportunidade de viver toda sua potencialidade, de deixar um autêntico legado e se conectar com o além, colocando a vida numa perspectiva de transcendência. "Nesse momento ainda existe vida para ser vivida, tempo para simplesmente ser, de forma que o paciente pode partir com um senso de paz e de aceitação da vida vivida. O paradoxo dessa dinâmica [...] é que *pela aceitação da vida que se viveu surge a aceitação da partida e da morte*" (Breitbart, 2008, p. 212, grifos do autor).

Como seres humanos, buscamos o sentido maior das coisas e da vida e nos preocupamos com três questões básicas: 1) De onde vim?; 2) Por que estou aqui?; 3) Para onde vou (existe algo além da morte?)? Essas são questões centrais na experiência religiosa e espiritual. A palavra "religião" vem do latim *religio,* de *re* (novamente) e *ligare* (conectar) – fundamentalmente, trata-se do esforço de se *reconectar* ou *ligar junto.* A busca de transcendência ou conexão como algo além de nós mesmos é a maneira básica e simples de uma aventura espiritual, não importando se acreditamos ou não em Deus.

Às pessoas que cultivam uma fé religiosa podem-se oferecer cuidados e respostas confortantes para tais questões existenciais.

Aos que não têm um sistema de crenças religiosas podemos prover conforto por meio da solidariedade e da compaixão, que ameniza os medos associados com a dor, o sofrimento e o sentimento de sentir-se relegado ao "esquecimento" após a morte.

"A DOR DA FALTA DE SENTIDO".

Para além dos tratamentos farmacológicos, que visam aliviar a dor e tratar dos sintomas físicos desagradáveis, faz-se necessário o resgate da dimensão espiritual da existência humana. A maior contribuição de Viktor Frankl para a psicologia humana foi despertar-nos para a consciência de um componente espiritual da experiência humana e da importância central do significado (ou da busca de significado). Entre os conceitos básicos de Frankl (2008) estão: *1) O sentido da vida*: a vida tem um sentido e este não é perdido em sua fase final. O significado pode mudar nesse contexto, mas nunca deixa de existir. *2) A busca de significado*: trata-se de uma motivação básica do ser humano; *3) O livre arbítrio* – liberdade de buscar um sentido para a existência e de escolher a atitude diante do sofrimento e na fase final da vida.

A dimensão da espiritualidade é fator de bem-estar, conforto, esperança e saúde, e precisamos urgentemente que nossas instituições de saúde se organizem no atendimento dessa necessidade humana. Faltaria um elemento muito importante no processo de humanização dos cuidados de saúde caso negligenciássemos a promoção do bem-estar espiritual do doente (Harding, 2000).

Nessa perspectiva de cuidados, estaríamos preservando a dignidade e a integridade do indivíduo na fase final de sua vida.

Dignidade basicamente significa respeito à pessoa na sua integralidade de ser, bem como para com seus valores de vida. Seria o esforço de preservar a própria identidade, mantendo-a conectada com tudo que tem sentido e valor em sua vida, mesmo diante de uma cadeia progressiva de perdas e progressão da enfermidade, até o momento final. Não podemos esquecer que, assim como necessitamos de cuidados ao nascer, precisamos também de cuidados no momento de nos despedir da vida.

REFERÊNCIAS

American Medical Association. *Declaration on the end of life*. 2005. Disponível em: <http://www.ama-assn.org>. Acesso em: 15 mar. 2018.

Australian Medical Association. *Position statement on end of life care and advance care planning 2014*. Disponível em: <https://ama.com.au/system/tdf/documents/AMA_position_statement_on_end_of_life_care_and_advance_care_planning_2014.pdf?file=1&type=node&id=40573>. Acesso em: 15 mar. 2018.

Brasil. Ministério da Saúde. Portaria n. 1820, de 13 de agosto de 2009. Dispõe sobre os direitos e deveres dos usuários da saúde. Publicada no D.O.U. em 14 de agosto de 2009, seção 1, p. 80-81. Disponível em: <http://conselho.saude.gov.br/ultimas_noticias/2009/01_set_carta.pdf>. Acesso em: 15 mar. 2018.

Breitbart, W. "Thoughts on the goals of psychosocial palliative care". *Palliative and Supportive Care*, v. 6, 2008, p. 211-12.

Canadian Medical Association. *CMA Code of Ethics*. 2014. Disponível em: https://www.cma.ca/Assets/assets-library/document/en/advocacy/policy-research/CMA_Policy_Code_of_ethics_of_the_Canadian_Medical_Association_Update_2004_PD04-06-e.pdf. Acesso em: 16 mar. 2018.

Cassel, E. J. *The nature of suffering and the goals of medicine*. Nova York: Oxford University Press; 1998.

Frankl, Viktor E. *Em busca de sentido*. 26. ed. Petrópolis: Vozes, 2008.

Governo do México. Decreto por el que se reforma y adiciona la Ley General de Salud en Materia de Cuidados Paliativos. 4 jan. 2009.

Disponível em: <http://dof.gob.mx/nota_detalle.php?codigo=5076793&fecha=05/01/2009>. Acesso em: 15 mar. 2018.

Harding, J. "Questões espirituais no fim da vida: um convite à discussão". *O Mundo da Saúde*, ano 24, v. 24, n. 4 jul.-ago. 2000, p. 321-24.

Kushner, H. S. *Quando coisas ruins acontecem às pessoas boas*. Trad. Francisco de Castro Azevedo. São Paulo: Nobel, 1988.

João Paulo II. *Carta encíclica Salvifici Doloris*. São Paulo: Paulinas, 1984.

Leloup, J.-Y. *et al. O espírito na saúde*. 6. ed. Petrópolis: Vozes, 2002.

Organização das Nações Unidas para a Educação, a Ciência e a Cultura (Unesco). *Declaração Universal sobre Bioética e Direitos Humanos*. 19 out. 2005. Disponível em: <http://unesdoc.unesco.org/images/0014/001461/146180por.pdf>. Acesso em: 15 mar. 2018.

Pessini, L. *Espiritualidade e a arte de cuidar*. 2. ed. São Paulo: Paulinas, 2012.

Pessini, L.; Barchifontaine, C. P. de. *Em busca de sentido e plenitude de vida: bioética, saúde e espiritualidade*. São Paulo: Paulinas/Editora do Centro Universitário São Camilo, 2008.

Pessini, L.; Bertachini, L. (orgs.). *Humanização e cuidados paliativos*. 6. ed. São Paulo: Editora do Centro Universitário São Camilo/Loyola, 2012.

Siqueira, J. E. de. "Tecnologia e medicina entre encontros e desencontros". *Bioética*, v. 8, n. 1, 2000, p. 55-64.

World Medical Association (WMA). *Declaration of Lisbon on the Rights of the Patient*. 2015. Disponível em: <https://www.wma.net/policies-post/wma-declaration-of-lisbon-on-the-rights-of-the-patient/>. Acesso em: 15 mar. 2018.

3.
Educar para a morte: cuidar da vida

Nely Aparecida Guernelli Nucci

"Vamos cuidar da vida, porque a morte é certa!" Na simplicidade da frase repetida com frequência por minha avó posso dizer que começou minha aprendizagem sobre a morte. Pelo menos, ainda criança, entendi que ela certamente chegaria e a importância de cuidar do presente, do momento vivido, já que a morte é imprevisível... "Para morrer basta estar vivo!"

Essas lembranças reafirmaram a relação da morte com a vida: uma não existe sem a outra. Quem nasce morre, e somente morre quem tem vida.

Na linguagem heideggeriana, somos seres-aí-para-a-morte e, em nossa humanidade, obrigados a saber que somos finitos e mortais (Heidegger, 2001). Partindo dessa perspectiva tão real e ontológica, inicio minhas reflexões neste capítulo baseada em quatro verbos que conjugamos refletindo conceitos relevantes e de infinitas interpretações: educar, cuidar, viver e morrer.

EDUCAR

O verbo *educare*, em latim, tem o sentido de "criar (uma criança), nutrir, fazer crescer" (Martins, 2005). Educar foi a tarefa que assumi ao criar cinco filhos, descobrindo em mim o ser-mãe, buscando desenvolver o processo dialético de criação e recriação de mim mesma nessa vivência de amor e cuidado. Processo contínuo e eterno porque nunca conseguimos atingir sua finalização, já que sempre há algo mais a ser aprendido e compartilhado, reformulado e renovado.

Nessa peculiar condição de me relacionar com o mundo, tornei-me "educadora acadêmica", acreditando que poderia compartilhar as experiências acumuladas após anos de trabalho como psicóloga em saúde pública, na assistência em atenção primária, secundária, terciária e no atendimento domiciliar, bem como em cargo de gestão.

Como "educadora", pretendia dar um salto além da matéria a ser ensinada, determinada friamente em uma ementa que diz tudo e não diz nada, pois conteúdos são mais amplos do que se imagina e dependem do contexto acadêmico, social e cultural nos quais se inserem.

Como transmitir o mesmo conteúdo para pessoas tão diferentes, embora vivenciando um mesmo tempo em um mesmo lugar delimitado, a sala de aula?

Queria educar por meio do cotidiano, tirar o aluno da passividade, tornando-o protagonista. Queria que ele fizesse relações mentais e planos, que imaginasse e se engajasse (Oliveira, 1995).

Um enorme desafio, pois muito mais do que transmitir conhecimento, tão facilitado nos dias de hoje pela tecnologia, minha proposta era a compreensão das diferenças de pensamento e crença, a troca de experiências. Eu pretendia facilitar a expressão de sentimentos, oferecer espaço para as dúvidas e incertezas, gerar curiosidade e interesse. Enfim, acreditava – e continuo acreditando –, como propõe Valente (1993), na intersubjetividade do processo ensino-aprendizagem, na exigência do autoconhecimento para poder reconhecer e respeitar o outro para nutrir-se e nutrir, cuidar-se e cuidar.

A compreensão das diferenças exige aproximação, conhecer o ser humano que se encontra em cada aluno, suas singularidades, características únicas e admiráveis. Cada um com sua história, uma biografia em elaboração, experiências adquiridas, conhecimentos assimilados que devem ser "trocados" com os do educador – que podem ser mais extensos, pelo maior tempo de vida percorrido e pelos estudos que lhe foi permitido adquirir. Partindo da consideração "não sei tudo", espero de meus alunos algo que ainda não sei, experiências que nunca vivenciei, para respeitosa e humildemente agregá-las à minha bagagem existencial.

Heller (1994) lembra que a formação integral dos indivíduos não está restrita ao processo formal e intencional de ensino, tendo sua base nas esferas da vida cotidiana.

Mas o que configura o educador? De acordo com Rubem Alves (2012, p. 16), "educador não é profissão; é vocação. E toda vocação nasce de um grande amor, de uma grande esperança.".

Nesse entendimento e com essa esperança, embora carregando todos esses questionamentos e buscando a cada dia uma atuação que me trouxesse respostas, audaciosamente propus uma disciplina eletiva aos alunos do oitavo período da graduação em Psicologia: "Noções Básicas em Psico-Oncologia e Cuidados

Paliativos". Eu necessariamente teria de abordar o tema da morte e intencionalmente o incluí no conteúdo programático.

Como educar sobre o que não se conhece? Algo que pode ser considerado um grande mistério? Que gera questões filosóficas intermináveis – De onde viemos? Para onde vamos? A morte é o fim da existência? Transição? Fim do corpo físico? Libertação da alma? Haverá outras vidas? Será a alma imortal?

Tantas perguntas! Respostas? Inconclusivas! Incompletas! Subjetivas!

Como refletir sobre tema tão próximo de nossos pensamentos, sentimentos, medos e dilemas e, ao mesmo tempo, tão distante deles? Segundo Ariès (1977), a morte tornou-se um fenômeno a ser negado, escondido, vivido discretamente, transferido do aconchego do lar para a fria tecnologia hospitalar.

Por que propor um assunto sobre o qual ninguém gosta de falar, de ouvir, de discutir? Como atingir esse pretensioso objetivo de educar sobre a morte e o morrer sem ser superficial, mórbida ou desafiante?

Essas mesmas dúvidas estão na apresentação do livro *Morte e desenvolvimento humano* (Kovács, 1992), o que me acalmou, pois foi essa obra que permitiu que nós, profissionais da saúde e da educação, adquiríssemos consciência da necessidade de colocar a morte na formação de quem trabalha em hospitais, centros de saúde, ambulatórios, escolas e universidades, fazendo professores e alunos falar sobre ela, aproximar-se, questioná-la.

Em Delors (1998) encontrei, na indissociabilidade entre educar e cuidar, a justificativa que me tocou e motivou minha ação: a educação para a morte com o sentido de se cuidar da vida, da minha e da do outro, dentro de uma dimensão mais ampla e abrangente, como ações intrínsecas e essenciais ao ser humano.

CUIDAR

A definição de Boff (1999, p. 33) me encanta: "Cuidar é mais que um ato; é uma atitude. Portanto, abrange mais que um momento de atenção, de zelo e de desvelo. Representa uma atitude de ocupação, preocupação, de responsabilização, de envolvimento afetivo com o outro".

Minha proposta se afirmava: queria cuidar dos alunos, ajudá-los no aprendizado de oferecer cuidado ao outro.

A disciplina que ministro é a mais concorrida há vários anos, sinalizando que temas como doença, dor, finitude e cuidado precisam ser explorados e debatidos.

Em psicologia – ciência que estuda o homem, seus sentimentos, emoções e comportamentos, sua existência –, a articulação entre cuidar e educar para a vida e para a morte deve ser a estrutura da qual se origina o desenvolvimento profissional em saúde integral, disseminando saberes técnicos de forma criativa, ética e humanizada.

De acordo com Morin (1988), não é possível conhecer o homem se não estudarmos o que a morte significa para ele. Sugere assim que, talvez mais do que na vida, é na morte que o ser humano se revela, considerando que em suas atitudes e crenças sobre a morte o homem exprime o que, para ele, a vida tem de mais fundamental.

Quem já esteve junto de seres humanos no tempo em que esperavam o fim iminente de sua vida e, muitas vezes, com eles até seu momento final, com certeza teve, como eu, o privilégio de entender que a morte é vivida, assim como a cotidianidade da vida, na singularidade, na dimensão tão própria de cada alma.

Cada um vive a própria morte à sua maneira, dependendo de suas crenças pessoais, religiosas, culturais, sociais.

Estar ali naqueles momentos tão especiais era um aprendizado que a vida me oferecia para que eu pudesse significar e entender, na morte do outro, um pouco mais sobre a minha existência e a minha finitude.

No contexto da saúde, deparamos com o despreparo e a dificuldade das equipes multiprofissionais ao defrontar com a morte e ao comunicar diagnósticos desfavoráveis– enfim, ao lidar com a possibilidade da morte.

Na citada disciplina, trabalhamos não apenas a assistência psicológica aos pacientes e a seus familiares como também aos profissionais da saúde, que na maioria das vezes repetem no cotidiano a cultura de exclusão da morte, recusando-a, negando-a, transformando-a em fonte de angústia, em tabu a ser combatido e evitado.

Além dos alunos da graduação, passei também a educar para a morte e cuidar da vida profissionais em pós-graduação na Residência Multiprofissional em Saúde.

Com o mesmo amor e esperança procurei trazer a esses alunos, que já atuavam profissionalmente em diversos contextos, a oportunidade de refletir e discutir sobre a morte e o morrer, favorecendo a troca, o relato de experiências vividas e as emoções sentidas.

É relevante descrever uma situação trazida por uma das alunas, residente de enfermagem. Ela resgatou uma experiência vivenciada no último ano de graduação, quando acompanhou uma visita médica ao leito de um adolescente de 15 anos de idade. O docente pediu aos residentes que examinassem o paciente em cuidados paliativos e apresentando importante agravamento de seu estado clínico. Cada um dos oito residentes auscultou e apalpou o adolescente, que já demonstrava cansaço e irritação. Ao final, o professor disse aos alunos: "Prontuário fechado" (sic). A mãe, que acompanhava o paciente, questionou suas palavras, mas o médico não respondeu. Apenas sorriu, deu dois tapinhas em seu ombro e se despediu.

Segundo a aluna, pela primeira vez, sentiu-se à vontade para falar sobre essa experiência tão marcante que escondeu na memória. Chorando, expressava sua indignação e a angústia havia tanto tempo sufocada: "Por que o sorriso piedoso? Por que o silêncio?" Então explicou que a discussão posterior foi centrada na parte técnica dos procedimentos de exames executados e na gravidade do quadro clínico, sem nenhuma referência aos aspectos emocionais presentes.

Kübler-Ross (1998, p. 13) questiona:

> o fato de nos concentrarmos em equipamentos e em pressão sanguínea não será uma tentativa desesperada de rejeitar a morte iminente, tão apavorante e incômoda, que nos faz concentrar nossas atenções nas máquinas, já que elas estão menos próximas de nós do que o rosto amargurado de outro ser humano a nos lembrar, uma vez mais, nossa falta de competência, nossas limitações, nossas falhas e, por último, mas não menos importante, nossa própria mortalidade?

Sem defender a ideia de que o profissional deva se envolver emocionalmente com o paciente a ponto de dificultar seu trabalho, gostaria de considerar que isolar as emoções, ao contrário de uma solução, pode representar a repressão ou negação de nossa humanidade, o que interferirá de forma negativa nas relações que necessariamente se estabelecem. Silva (2000, p. 39) afirma que é nesse envolvimento que aprendemos a humanizar a nossa lida na área da saúde: "O modo como nos protegemos da perda pode ser o modo como nos distanciamos da vida". Segundo a autora, precisamos estar integralmente presentes e despertos para viver o momento e receber os ensinamentos que ele contém.

Para tanto, o profissional de saúde deverá receber preparo em sua formação. Podemos chamar essa preparação de educação para a morte ou estaremos preparando nossos alunos para entender a vida que na plenitude inclui a morte?

VIVER E MORRER

Entrar em contato com a morte no cotidiano nos dá a verdadeira e concreta dimensão da sua universalidade, imprevisibilidade e inevitabilidade. Essa confirmação mostra o que representa cada segundo que podemos viver! Quanto tempo nos é dado a cada dia para encontros, desencontros, oportunidades de amar, aprender, sofrer, cantar, sorrir, sentir...

Assim como a morte, "a vida é e continuará sendo um mistério. Podemos vivê-la plenamente, mas não conseguiremos captá-la completamente de forma racional" (Binswanger *apud* Forghieri, 2002, p. 34).

"Somos nós que fazemos a vida / Como der, ou puder, ou quiser" (Gonzaguinha, 1982).

Temos a liberdade no existir e, conforme Barros Filho e Karnal (2016, p. 35), ser livre é uma sina, pois somos condenados a escolher. Além disso, o ser humano precisa dar uma solução para sua existência sem poder "abrir mão do fato de que necessariamente morrerá".

A morte é intolerável, já que significa o fim de nossa existência individual. Podemos nos reconciliar com ela e aceitá-la se transcendermos no plano espiritual ou na busca da eternidade por meio dos filhos, de obras, de produções deixadas como parte de nós mesmos (Gómez Sancho, 2005).

Preparar nossos alunos para não ter medo de estar ao lado de uma vida que está terminando envolve aceitar a morte com serenidade, respeitar a dignidade de quem está morrendo, apoiar a família que sofre a perda e favorecer o atendimento às necessidades que possam facilitar o processo de luto.

Compartilhar casos vivenciados pode colaborar para o entendimento de que essas ações são possíveis:

Roberto tinha 24 anos e estava morrendo devido a um câncer pulmonar inoperável, agressivo, invasivo. Acompanhei-o e a seus familiares desde o início da quimioterapia. Família unida: pai, mãe, dois irmãos mais novos. O pai trabalhava como pedreiro e Roberto como servente. A mãe era cozinheira. A irmã do meio estudava e era balconista em uma farmácia. O caçula só estudava. Roberto teve a companhia da família durante o tratamento e as internações. Amor e cuidado sempre presentes. Nos últimos dias de vida pediu para estar no hospital. Sentia-se seguro e confortável ao lado de nossa equipe e dos familiares.

Na tarde de sua morte, um chamado da enfermaria me avisou que Roberto estava "indo embora" (sic). Apressada, fui ao seu encontro. Seu pai estava sozinho sentado no corredor, emocionado. Sentei-me ao seu lado e perguntei por que ele não estava com o filho. Respondeu não ter coragem de ir até o leito sabendo que ele estava morrendo. Conversei com ele, recordando o dia em que os conheci, a união da família, a importância da presença deles durante todo o tratamento, o relacionamento dos dois, pai e filho, sempre juntos em casa, no trabalho, na vida. Ponderei que, naquele momento tão especial da partida, seria fundamental para o Roberto contar com a presença protetora do pai nessa despedida, ouvir sua voz sempre tão segura. Ele pegou minha mão: "Só vou se a senhora for comigo". Caminhamos juntos até o leito de Roberto. Sem largar minha mão, o pai segurou a do filho e recordou em voz alta e trêmula toda uma vida: o futebol que jogavam juntos, o ofício de pedreiro que lhe ensinou, os castigos após as traquinagens de criança, o pedido de perdão por não ter lhe dado todas as coisas que gostaria, a admiração que sentia por sua força e coragem.... As lágrimas embaçavam a visão e a emoção ensurdecedora não nos deixou perceber o monitor anunciando que a vida de Roberto havia se acabado. A enfermeira, delicadamente, nos trouxe à realidade. O pai de Roberto largou minha mão e o abraço uniu nossa tristeza. "Os que bebem juntos da mesma fonte de tristeza descobrem, surpresos, que a tristeza partilhada se transmuta em comunhão" (Alves, 2014, p. 273).

Depois de um mês, o pai de Roberto me procurou: "Que homem seria eu? Que covarde eu seria se não tivesse tido força para estar ao lado do meu filho? Carregaria comigo a culpa por essa covardia, pelo medo da morte. Meu filho não partiu sem um adeus. Eu estava lá, falando com ele. Eu e a senhora. Graças a Deus!"

Não basta aceitar a morte; precisamos também, serenamente, cuidar da dignidade do "morrer" e da dor dos que ficam.

Morte e morrer são diferentes. Morte é partida, deixar a vida, é perda, é saudade. Morrer é incerteza: como, quando, onde? Dói? Tem sofrimento? Cada um de nós procura dentro de si essas respostas.

Essa e outras experiências compartilhadas com os alunos permitem-lhes pensar sobre nossa humanidade, sobre as dores que sentimos e não podemos negar, deixando claro que devemos buscar espaços para dividi-las.

Segundo Yalom (2008), saber ouvir nossos pacientes, familiares, colegas de profissão e alunos pode ajudá-los a trazer suas inquietações, a desenterrar a própria sabedoria, principalmente voltando a atenção para dentro de si mesmos, buscando respostas próprias para o significado da morte e do morrer.

Chorar juntos as nossas dores faz que estas diminuam e nos fortaleçam para continuar nessa jornada, escolhida e comprometida. Outros pacientes virão, outros familiares chegarão e estaremos prontos, renovados para acompanhá-los em direção à sua cura ou à sua morte.

A angústia da morte, muitas vezes, é alimentada pelo desespero na impossibilidade de realizar planos e projetos, pela frustração e ansiedade de não se ter mais tempo – "elemento tão poderoso que atua até sobre quem não tem consciência dele, como as rochas [...]" (Barros Filho e Karnal, 2016, p. 53).

Podemos procurar entender a vida como o tempo que temos para existir, intensificando nossas possibilidades, o cuidado para conosco e para com os seres humanos que encontramos.

Somos seres livres para escolher nosso espaço de trabalho e, se a decisão foi estar ao lado dos que sofrem e dos que morrem, que estejamos preparados internamente para assumir esse sentido existencial, renovando a cada dia o comprometimento ético e humanamente assegurado em cada encontro e em cada despedida.

Educar para a morte implica a oferta de espaços dialógicos e dinâmicos, nos quais possamos nos aproximar mais e mais desse tema tão desconhecido, tão dependente de crenças pessoais, religiosas, de fantasias e preconceitos. E que essa aproximação traga, acima de tudo, a vida – esse tempo que nos é oferecido desde que nascemos.

Nesse espaço de tanta subjetividade, além de nos apoiarmos em conceitos, estudos e pesquisas, a arte – erudita, clássica, popular – constitui um recurso auxiliar em sala de aula, motivando reflexões filosóficas e pessoais que facilitam a identificação de sentimentos e emoções, trazidos pelos artistas, que têm a coragem de "ser". Sem medo de se expor, arremessam-se à vida e captam os sentimentos contidos na alma humana e nas entranhas do mundo. Vivem todas as dores e alegrias, expressando-as com sensibilidade e sutileza na poesia, na música, na pintura, no teatro, no cinema, de tal forma que nos apropriamos de cada verso, de cada nota musical, de cada cena, de cada palavra, como se fossem nossos. Nessa magia, as almas se fundem e a tristeza, a angústia e a felicidade passam a ser compartilhadas por toda a humanidade, facilitando o encontro do indivíduo consigo mesmo, desbravando suas incertezas e ajudando-o a enfrentar seus sentimentos (Beaini, 1986).

É assim que, no dia a dia, junto dos meus pacientes, familiares, companheiros de trabalho e alunos, vivo a experiência de vencer o medo de falar sobre a morte, de poder aceitar sua existência, de cuidar desse tempo precioso que é a nossa vida.

REFERÊNCIAS

Alves, R. *Conversas com quem gosta de ensinar + Qualidade total na educação*. 14. ed. Campinas: Papirus, 2012.

______. *Ostra feliz não faz pérola*. 2. ed. São Paulo: Planeta, 2014.

Ariès, P. *O homem diante da morte*. Rio de Janeiro: Francisco Alves, 1977.

Barros Filho, C.; Karnal, L. *Felicidade ou morte*. Campinas: Papirus, 2016.

Beaini, T. C. *Heidegger: arte como cultivo do inaparente*. São Paulo: Nova Stella/Edusp, 1986.

Boff, L. *Saber cuidar*. 7.ed. Petrópolis: Vozes, 1999.

Delors, J. *Educação: um tesouro a descobrir*. São Paulo: Cortez, 1998.

Forghieri, Y. C. *Psicologia fenomenológica: fundamentos, método e pesquisas*. São Paulo: Pioneira Thompson Learning, 2002.

Gómez-Sancho, M. G. *Morir con dignidad*. Madri: Arán, 2005.

Gonzaguinha (Luiz Gonzaga do Nascimento Jr.). "O que é, o que é?" In: *Caminhos do coração*. EMI-Odeon. 1982. CD. Faixa 1.

Heidegger, M. *Ser e tempo*. Trad. Márcia de Sá Cavalcante. Petrópolis: Vozes, 2001.

Heller, A. *Sociología de la vida cotidiana*. Barcelona: Península, 1994.

Kovács, M. J. *Morte e desenvolvimento humano*. São Paulo: Casa do Psicólogo, 1992.

Kübler-Ross, E. *Sobre a morte e o morrer*. 8. ed. São Paulo: Martins Fontes, 1998.

Martins, E. S. "A etimologia de alguns vocábulos referentes à educação". *Olhares & Trilhas*, ano VI, n. 6, 2005, p. 31-36.

Morin, E. *O homem e a morte*. Lisboa: Europa-América, 1988.

Oliveira, M. K. *Vygotsky: aprendizado e desenvolvimento, um processo sócio-histórico*. 2. ed. São Paulo: Scipione, 1995.

Silva, M. J. P. da. *O amor é o caminho: maneiras de cuidar*. São Paulo: Gente, 2000.

Valente, J. P. "Resgatando sentidos". In: Melo, J. P. C. (org.). *Educação: razão e paixão*. Rio de Janeiro: ENSP, 1993.

Yalom, I. D. *De frente para o sol – Como superar o terror da morte*. Trad. Daniel L. Schiller. Rio de Janeiro: Agir, 2008.

4.
A necessidade da plena atenção na vida e na morte

Monja Coen Roshi
e monja Heishin

"É preciso estar atento e forte. Não temos tempo de temer a morte"
(Caetano Veloso e Gilberto Gil, "Divino, maravilhoso", 1969)

A NECESSIDADE DA PLENA ATENÇÃO NA VIDA E NA MORTE, POR MONJA COEN ROSHI

PLENA ATENÇÃO, *MINDFULLNESS*, *DARANA* são sinônimos. São também os pré-requisitos para a meditação, *dhyana*, zen. E esses são os portais para a iluminação, *samadhi*, *zanmai*.

O despertar da mente humana para a grande mente, o não eu, o grande eu, é o portal para a sabedoria que liberta todos os seres. E é preciso estar atento e forte, sem medo de viver, sem medo de morrer. Na vida, vivemos. Na morte, morremos.

Cada instante jamais se repete. Não há bis nesta existência. Cada momento é único. Ser capaz de apreciar, de estar presente, absolutamente presente, no que chamo presença absoluta. Isso é vivenciar cada etapa da existência. E a existência é vida-morte.

> Vida-morte é de suprema importância.
> Tempo rapidamente se esvai e a oportunidade se perde.
> Cada um de nós deve esforçar-se por despertar.
> Cuidado! Não desperdice esta vida.

Esse poema é entoado todas as noites, depois do último período de *zazen* (meditação sentada) nos templos, centros e mosteiros zen espalhados por todo o mundo. Uma pessoa comum decerto estranharia o poema – afinal, hora de dormir não é hora de despertar, certo?

Entretanto, para o zen, é preciso estar desperta, desperto em todos os momentos.

Compreender vida-morte – eis o assunto mais importante para um ser humano.

O questionamento é essencial: Quem somos nós? O que somos nós? O que é vida? O que é morte? Há vida após a morte ou morte após a vida? Espíritos, almas, energias? Deus ou deuses? Deusa ou deusas?

Espíritos famintos, demônios, animais, espíritos guerreiros, espíritos celestiais, espíritos humanos. Esses são os seis mundos explicados por Buda. Instante a instante podemos transmigrar de um para o outro. Não apenas após a cessação das conexões neurais – a morte cerebral e/ou a falência múltipla de todos os órgãos.

No momento em que nada me sacia, sou um espírito faminto; em japonês me transformo em um *gakki*.

Quando estou em grande sofrimento e nada parece ser capaz de me libertar, estou no mundo da dualidade, dos diabos (de onde vem a palavra dual), entre demônios.

Se apenas os instintos me controlam, se estimulo demasiadamente os níveis de sobrevivência básica – sono, sexo e comida –, penetro o reino animal.

Quando encontro razão para brigar, discutir, invejar, enciumar, lutar, penetro no mundo dos espíritos guerreiros ou *asuras*, em sânscrito.

Se tudo está perfeito e bom, se encontro plenitude em cada momento, se nada me falta e nada almejo, estou no céu, entre os seres celestiais.

E, quando sou uma mescla de todos os sentimentos e possibilidades, da alegria ao tormento, sou um ser humano. Mas, apenas os seres humanos têm a capacidade, a condição de se questionar e de despertar.

O ser humano surge de inúmeras causas e condições. Quando estas cessam, se desfazem, transmutam, o ser humano deixa de ser uma individualidade e retorna ao uno, ao não nascido e não morto.

Esse uno, não nascido e não morto, não é uma entidade ou estado amorfo. Como toda vida-morte, é movimento, transformação, resultado e resultante de inúmeras causas e condições.

Nada fixo, nada permanente. Nem na vida nem na morte.

Logo, vidamorte se torna uma única palavra.

Compreendê-la é a grande questão das filosofias, das religiões, das crenças, das espiritualidades. A grande questão humana.

O que somos nós? Por que nascemos? Por que morremos?

Todos os nossos ancestrais já morreram. Entretanto, vivem em nós. Somos a vida da Terra.

Não viemos de fora e nunca iremos para fora. Não há fora nem dentro. Há o eterno aqui e agora. Esse eterno momento presente é movimento, onda e partícula simultaneamente. É o ser e o não ser. Além da dualidade.

Qual é a terceira visão? Qual é a outra possibilidade além da mente binária? Procure, investigue, não desista. Está tudo em você e à sua disposição, se quiser saber.

Quando surfamos, pegamos a última fase de uma onda que nasceu longe, em alto-mar. Tornar-se uma coisa só, no movimento derradeiro dela. Após milhas e milhas navegadas, acumulando energia. Quando ela acaba, é como se morrêssemos juntos e, num estado de presença absoluta, uma energia revigorante é liberada, como um renascimento. Vida/morte num *continuum* incessante.

(Tenryu, pianista e surfista zen. Texto enviado informalmente para Monja Coen Roshi em janeiro de 2017)

"Vidamorte" é esse continuo ininterrupto de nascer e morrer a cada instante. Como as ondas do mar.

Cada vida humana pode ser comparada a uma onda no mar. Há grandes e pequenas, curtas e longas, da direita, da esquerda, caixotes... os surfistas dão nomes a cada tipo de onda. Porque as observam.

Quem não as observa em profundidade pensa que são todas iguais.

Quem não observa em profundidade a si mesmo pensa que é sempre a mesma pessoa.

Cada onda tem sua formação em inúmeras causas e condições: as águas, as marés, os rios, as enchentes, as chuvas, as lágrimas, as fases da lua, as depressões, os movimentos da crosta terrestre, maremotos, tsunamis, águas calmas e claras, águas turvas.

Inúmeras causas e condições para um resultado que é causa de outro resultado, condição para um terceiro e assim por diante, numa rede infinita do InterSer.

InterSer é uma nova palavra, criada pelo monge vietnamita Thich Nath Hahn – que sobreviveu à Guerra do Vietnã para pregar a paz, o respeito, a não violência ativa. Tai, como é chamado por seus discípulos, quer dizer mestre, e transmite os ensinamentos do Buda histórico. Esses ensinamentos nos dizem que o sofrimento, a dor, a violência, a ganância, a raiva, a ignorância são venenos que nos afastam da verdade.

O encontro com a verdade, com o caminho, com o *Darma* – lei verdadeira, é o caminho da libertação.

Libertação das amarras e apegos mundanos.

Libertação de conceitos e ideias tacanhas, medíocres.

Libertação de preconceitos e discriminações.

Libertos, nos apercebemos interligados a tudo e a todos: ao trovão e a cada gota de chuva, à planta e ao inseto, aos pássaros que silenciam e aos cães que ladram.

Trumm, trumm. O trovão ressoa. É um deus falando? A eletricidade estremece, o cão uiva... Seriam demônios?

A completa libertação de todos os grandes demônios é obtida quando Prajna Paramita, a sabedoria perfeita, se manifesta. A sabedoria perfeita é a compreensão clara de que tudo está se transformando incessantemente.

Assim como a cinza não volta a ser brasa e a brasa não volta a ser lenha, a morte não volta a ser vida.

A lenha é um período em si mesma.

A brasa é um período em si mesma.

A cinza é um período em si mesma.

Cada uma tem começo, meio e fim.

Entretanto são interdependentes. Se não houver lenha, se não fizermos o fogo, não haverá brasa, e sem brasa não haverá cinza.

Cada onda do mar facilita, influi na onda seguinte, que nunca é a mesma. Embora tudo seja água salgada, cada momento é único. Parece um único movimento, mas são inúmeros.

A matéria-prima de que é feito o cosmo, todo o multiverso, talvez seja exatamente a mesma. Mas as possibilidades de combinação, nos berços de estrelas, são diferentes.

Cada manifestação é única: trovão, raio, chuva. Como recebem a Terra, as terras, o asfalto, o vulcão, as planícies, os vales e as montanhas essas águas que vêm do céu?

Como se manifesta em sua vida, em nossa vida, a vida morte?

E, quando o momento de partir chegar, quando o momento da despedida se abrir, podemos rir e chorar, podemos nos lamentar e esperançar. Pois estamos juntos, sempre juntos. No passado e no futuro, no presente. Interlaçados por nossos fios luminosos de sentimentos, emoções, consciências, memórias, respostas, no processo incessante de vida morte.

No budismo, em geral, oramos durante 49 dias para alguém que morreu. Seguindo o *Livro tibetano dos mortos*, que se baseia em ensinamentos de Buda, há 49 etapas ou bardos que temos de atravessar. Mas esses bardos ou etapas não se dão apenas após a morte. Ocorrem durante todo o processo da vida.

Nosso carma, nossas ações repetitivas nos impulsionam a agir, pensar, falar de certa maneira. Adentramos, passamos, atravessamos etapas.

Para não estacionarmos em etapas intermediárias, meditamos, oramos, praticamos os ensinamentos superiores.

Se, durante a vida, a pessoa não se deu conta, não percebeu, não se questionou, não despertou, cabe aos monges e monjas fazer as orações para que ela vá para a luz infinita.

No processo do fim da vida, considero importante que a pessoa saiba que está terminando. É um ritual de passagem para quem vai e para quem fica.

Iniciamos com o arrependimento, espécie de revisão de nossos pensamentos, palavras e ações. Podemo-nos arrepender de tudo que foi repetitivo e prejudicial, quer a nós mesmos quer aos outros. Esse arrependimento é um assumir responsabilidade por nós mesmos e um compromisso de regeneração, de reeducação, de mudança metanoica (transformação).

Buda recomendava que fizéssemos o arrependimento na lua cheia e na lua nova. Essa revisão é a renovação dos votos de não fazer o mal, fazer o bem e fazer o bem a todos os seres.

Dessas três regras de ouro surgem todos os outros preceitos, a vida ética.

Entretanto, os preceitos, a ética, estão baseados no conhecimento, na compreensão clara, na sabedoria perfeita - em *Prajna Paramita*.

Compreensão clara da transitoriedade - nada fixo, nada permanente.

Compreensão clara da interdependência de tudo que existe - o InterSer

Conhecimento claro de que o sofrimento e a dor existem.

Sabedoria de que há um estado de libertação chamado Nirvana ou *Nehan* (cessação). Prática de um Caminho de Oito Aspectos que é o próprio Nirvana.

Nas cerimônias que antecedem o fim da vida, monges e/ou monjas são chamados para fazer as preces. São lidos trechos dos ensinamentos de Buda que facilitem a compreensão desse contínuo a transformar, sem apegos nem aversões.

Há também a assim chamada prece do travesseiro. Quando a pessoa morre, quando os médicos autenticam o óbito, os religiosos e religiosas fazem a prece no local em que ela faleceu.

Geralmente se lê o último sermão de Buda, conhecido como *Parinirvana Sutra* (Ensinamento do Grande Nirvana ou da grande Cessação).

Atualmente, lê-se o *Breve Parinirvana Sutra* – um excerto do texto original.

No seu último ensinamento, no meio da noite, Buda disse a seus discípulos que não se lamentassem. Exortou-os para que lembrassem que tudo que começa inevitavelmente termina. Disse também que não era o seu corpo que eles amavam, mas seus ensinamentos. Sua última mensagem foi a de que fizessem dos seus ensinamentos o seu mestre, pois assim ele viveria para sempre.

Refugiamo-nos em Buda.

Refugiamo-nos no Darma.

Refugiamo-nos na Sanga.

São os três abrigos nas Três Joias ou Três Tesouros:

Buda, o ser iluminado, desperto, sábio. Darma, a lei verdadeira. Sanga, a comunidade em harmonia.

Esse refúgio ou abrigo é um sentir-se amparado, protegido – tanto na vida quanto na morte.

Buda é a nossa capacidade de despertar, se procurarmos pelo despertar, se fizermos as conexões neurais, se estimularmos essas sinapses de sabedoria iluminada.

O mesmo para o Darma, para percebermos a lei que rege este universo: nada fixo e tudo inter-relacionado a tudo.

Sanga é a comunidade, pessoas que compartilham conosco do propósito de fazer o bem a todos os seres – tanto na vida quanto na morte. E, assim, vivemos e morremos em harmonia com tudo que é, foi e será.

É importante perceber o fim a vida, cada transformação, cada etapa, e o adentrar a morte.

Muitas pessoas relatam experiências de quase morte. São semelhantes. O túnel, a luz, a tranquilidade.

Da mesma maneira, cada um de nós deixa com sua vida um ensinamento que, se for continuado, nos dará vida eterna. Não que eu, esta entidade fenomenológica única, vá viver para sempre.

Os ensinamentos, os aprendizados, as descobertas se manterão vivos de geração em geração, se forem perpetuados. Como genes, cromossomos, DNA. Passando de geração a geração tendências, maneiras de ser, de pensar, de sentir, de interagir.

Assim como, no meio científico, cada geração tem a oportunidade de reaprender das experiências anteriores e dar continuidade ao processo numa espiral de desenvolvimento, no mundo espiritual também podemos dar continuidade aos ensinamentos que recebemos e torná-los acessíveis às gerações atuais e futuras.

Quando o propósito é que as pessoas vivam em plenitude, despertas, felizes, respeitosas, cuidando umas das outras e do ambiente, estamos entrando na esfera dos Budas e Bodisatvas – seres iluminados cujo sentido de vida é o despertar pessoal e coletivo. É o caminho da felicidade plena – passageira, transitória e, por isso mesmo, preciosa. Como tudo, não é fixa nem permanente.

Que todos os seres humanos possam perceber que somos a vida da Terra, que interdependemos de todos os seres, que não há nada pelo que matar ou morrer, mas sim pelo que viver e partilhar.

Que nada há a temer, nem na vida nem na morte, que cada instante é único e que a viagem de desapego a este corpo e a esta vida nos leva à origem, ao grande oceano de luz infinita, às ilimitadas possibilidades do nada-tudo.

Deixamos marcas invisíveis de nossos pensamentos, palavras e ações. Marcas que tendem a ter continuidade e a se repetir. O que queremos para nossos descendentes, os futuros habitantes do planeta, aqueles cuja face jamais veremos?

Que vivam em plenitude, que saibam olhar em profundidade, manter a mente atenta à vida em sua diversidade, à morte em sua pluralidade. E que percebam que somos a teia da existência e podemos brilhar uns para os outros – "eterna mente".

A PLENA ATENÇÃO DE MONJA HEISHIN NA VIDA E NAS MORTES

Era 11 de setembro de 2001, num quarto do Hospital AC Camargo, São Paulo. Eu estava internada para uma cirurgia de remoção de nódulo benigno no seio esquerdo. Aguardava assistindo a TV e, de repente, uma chamada no noticiário apresentou um avião se chocando contra um grande edifício em Nova York, seguido de explosão. Pensei, assustada: o que será que aconteceu com o piloto?

A enfermeira pediu que eu tomasse um comprimido e me colocou em uma maca. Caí no sono rapidamente. Acordei por alguns segundos na mesa de cirurgia ouvindo aqueles homens ao meu redor, de branco e usando máscaras, comentando: "Parece ter sido um ataque terrorista". Apaguei...

Voltei da cirurgia e fiquei sozinha na UTI, sentindo-me perdida.

Depois soube do ocorrido em Nova York, onde cerca de 3 mil pessoas morreram violentamente por ataques terroristas, nas Torres Gêmeas e em outros locais.

Retornei ao médico para saber do resultado da cirurgia, acompanhada da minha irmã, e ele disse: "Você tem um nódulo *in situ*, maligno. Precisará fazer nova intervenção para ampliar a margem de segurança, a fim de eliminar qualquer possibilidade de retorno da doença".

Sem pensar, e reagindo espontaneamente, perguntei ao médico: "Mas posso tomar vinho?" E ele respondeu: "Um bom vinho Bourbon".

No dia 2 de outubro seguinte fui submetida a nova cirurgia e, posteriormente, ao tratamento de radioterapia, 28 sessões.

O período de tratamento foi bastante especial para mim. Desenvolvi inúmeras atividades, projetos, estudos. Estava motivada de forma muito diferenciada, pois coloquei toda a minha atenção no momento presente e também nos meus sonhos e ideais, tornando cada momento todas as possibilidades. E esse não era um movimento planejado por mim, mas natural. Não se tratava de uma atitude mobilizada por "agora que estou assim preciso fazer isso e aquilo": uma energia de vida me movia.

A doença, como o câncer, pode ser como a "sombra da mão da morte", com a dor do sofrimento sobre nós ou em nós, mas naqueles momentos foi uma "sombra-luz" que delineava a vida diante de mim.

Prossegui com medicamentos e exames de rotina por cinco anos. E já se passaram 15 anos sem que o câncer tenha retornado. O diagnóstico não afirmava "alta", mas me liberou para acompanhamentos de rotina.

Acho que é assim que nos sentimos quando a "morte bate à nossa porta". A vida se torna imperativa, ressignificando a própria morte.

Mas, quando a morte vem, ela vem inteira, sem nenhuma negociação.

Vida é vida. Morte é morte.

Buda dizia que nascemos e morremos 70 mil vezes por segundo. São as nossas células que morrem e nascem, renovando-nos incessantemente, tornando-nos vivos, transformando-nos.

Em 2012, acompanhei o falecimento de minha mãe em decorrência de "broncopneumonia e Alzheimer". A morte aconteceu lentamente, a "morte da memória" e, nós, seus filhos, fomos testemunhas cuidadoras.

Fatos da vida, do cotidiano, eram ofertados como estímulos, como provocações para que nossa mãe criasse "conexões neurais" que ativassem setores de seu cérebro em degeneração. Levamos a ela tudo aquilo que a fazia feliz. As respostas vinham sempre com a sua doçura, assim como a irritação surgia quando ela não compreendia o que estava acontecendo.

Ao colocarmos música clássica, minha mãe respondia com o corpo, com suas mãos que acompanhavam o ritmo.

Mamãe estava lá, em algum lugar...

Às vezes, fechava os olhos ao ouvir melodias. Em outras, seus olhos abertos pareciam avistar um profundo vazio à sua frente.

Diante da morte lenta de nossa mãe, as lembranças se tornavam cada vez mais vivas em nossa mente. Mais uma vez, a morte evocava a vida em nós...

A vida era agora memória sensorial.

Nós, seus filhos, durante todo o período de agravamento, a acompanhamos em uma despedida longa e presencial.

Não apenas nossa mãe morria diante de nós, mas todos nós também morremos um pouco testemunhando tanto sofrimento. A chegada da sonda enteral foi acelerando o fim de sua vida.

Na véspera de sua morte, minha mãe olhou intensamente em meus olhos. Toda a vida se expressou, sem nenhuma racionalidade ou tradução. Em 5 de abril de 2012, um mês antes de completar 84 anos, ela descansou.

Somos interdependentes, interconectados; assim, morremos juntos, mas em nosso sangue mamãe está viva em nós, seus filhos, e na vida daqueles que a amam e recordam dela com muito carinho.

Em 2015, minha irmã gêmea recebeu o diagnóstico de câncer. Larguei a minha rotina de trabalho, com o apoio da chefia à época, o que agradeço imensamente, e acompanhei minha amada irmã em todas as sessões de quimioterapia: foram seis semanas, de segunda a sexta, com intervalos de 20 dias entre elas. E minha irmã, assim como se passou comigo – embora eu tivesse apenas me submetido à radioterapia e se tratasse de outro tipo de câncer –, levava a cada sessão seus livros, seu computador, estudava, produzia, brincava com atendentes, médicos e pacientes.

Eu já tinha a cabeça raspada por ser monja. Minha irmã perdeu todos os cabelos em uma semana. Estávamos iguais e brincávamos com isso.

Quando chegávamos no centro de quimioterapia falavam comigo como se eu estivesse sendo solidária a minha irmã. Ou diziam: "Chegaram as irmãs gêmeas".

Testemunhei a força de minha irmã, seu temperamento alegre que também se voltou à criação, aos estudos. Sua tristeza estava presente, mas não era alimentada. O corpo precisava de cuidados, gentilezas e alegrias, não de pensamentos derrotistas. Estar com ela foi outra confirmação de que viver o presente, apreciá-lo diante da ameaça à vida, são atitudes de entrega que nos fazem bem.

Sim, a morte é iminente. Em 1987, meu pai recebeu o diagnóstico de câncer de pâncreas. Deram-lhe três meses de vida e ele sobreviveu por três anos, pois se dedicou ao que mais gostava nesse período e manteve a mente solta e lúcida. Quando a morte veio, estávamos lá, juntos, inteiros. E ele em nós, seus filhos, ainda vivo.

Vida e morte são os móveis na casa de Buda. Compõem a nossa existência interminável e em constante transformação.

Quantas experiências, quanta dor, quantas descobertas, intimidades, emoções profundas...

O "Olhar Buda" transcende a tudo, pois somos toda a vida do cosmo, que se faz vida morte vida...

Mãos em prece.

5.
Cuidados e intervenções para pacientes cardíacos: o desafio entre a vida e a morte

Mayra Luciana Gagliani,
Elaine Marques Hojaij
e Protásio Lemos da Luz

DEVIDO AO SIMBOLISMO DO coração, que o liga tradicionalmente à vida e aos sentimentos, as situações de perigo relacionadas a esse órgão são mais vividamente sentidas do que outras associadas a outros órgãos. Mesmo porque o coração é um só e não há um substituto imediato para ele, exceto em caso de transplante, cujas limitações são bem conhecidas. Portanto, as condições que cercam os problemas cardíacos são potencialmente sempre muito graves. Mesmo que objetivamente não o sejam, aos olhos do leigo assim parecem, precisamente por causa desse simbolismo. Como em todas as doenças, o impacto se estende às famílias e o problema é vivido de forma coletiva. Neste capítulo abordaremos questões relacionadas às UTIs cardiológicas e os desafios envolvendo, equipes, pacientes e familiares.

UTIS E TECNOLOGIAS

Nas últimas décadas as tecnologias modernas, bem como o desenvolvimento de novas drogas, trouxeram para a cardiologia a possibilidade de intervenções terapêuticas muito eficientes, proporcionando maior sobrevida a pacientes que antes morriam de forma inexorável (Swetz e Mansel, 2013). Como exemplos, temos atualmente marca-passos, desfibriladores, ressincronizadores, balões intra-aórticos, monitores, diversas formas de assistência circulatória e ventilatória, além de ablações no tratamento de certas arritmias.

Especificamente nas UTIs cardiológicas, a tecnologia faz parte do ritmo diário, e sem dúvida contribuiu para evitar ou retardar a morte.

Em decorrência das conquistas tecnológicas, é comum observar nos familiares uma expectativa muito grande, que nem sempre corresponde à realidade clínica. Essa postura está diretamente associada a todo um processo de mudança que nossa sociedade vivenciou referente à morte. Os hospitais passaram a ter dupla função: resgatar a vida e acolher a morte. Indo além, com o prolongamento da vida, o desenvolvimento tecnológico passou a ter aparente domínio sobre a morte. Dessa maneira, as pessoas se relacionam com a morte de forma cada vez mais distante, restringindo-a apenas ao contexto hospitalar.

Um dos grandes recursos de que a cardiologia dispõe no momento é o dispositivo de assistência ventricular (coração artificial). Trata-se de um procedimento indicado para pacientes extremamente graves, que não seriam capazes de sobreviver com o próprio coração. Embora a indicação já apresente um risco intrínseco, o coração artificial pode ser utilizado nos casos de insuficiência cardíaca, como ponte para o transplante, ou até como terapia final com a recuperação da função ventricular. Os dispositivos de assistência ventricular (DAV) são propulsores sanguíneos que substituem o trabalho mecânico do lado esquerdo e/ou direito do coração, garantindo o desempenho cardíaco para propiciar condições favoráveis à recuperação do músculo cardíaco (miocárdio) ou à substituição do coração (Fiorelli *et al.*, 2008).

A despeito desses avanços, a UTI cardiológica é um local onde a vida e a morte se encontram a todo momento. Para o paciente, pode representar o sucesso acordar após uma cirurgia de revascularização do miocárdio, troca de válvula, ou correção de CIV (Guirardello *et al.*, 1999). Por outro lado, pode significar a angústia da espera por um tratamento, ou a esperança vivida pela possibilidade de trocar a condição de terminalidade por vida, no caso dos pacientes que recebem indicação para transplante cardíaco. Não são raros os pacientes que, em uso de balões intra-aórticos, aguardam por um transplante cardíaco, que tem o potencial de mudar o curso clínico da insuficiência cardíaca (Tobler *et al.*, 2011; Allen *et al.*, 2012). Por outro lado, a UTI também pode representar gravidade e terminalidade quando os recursos terapêuticos se esgotam. Dessa forma, mesmo havendo recursos técnicos, a condição clínica do paciente chegou ao limite. Isso pode ser observado nos pacientes que aguardam transplante cardíaco e precisam de suporte em UTI. A escassez de doadores é um fenômeno universal, e talvez o fator limitante mais significativo nos programas de transplantes de órgãos. Situações como essa são altamente estressantes e despertam profundos sentimentos de impotência, medo, desamparo e solidão. Ocorre também uma relação com o tempo muito paradoxal. Ao mesmo tempo que o paciente luta contra o tempo, seu maior desejo é que este passe e sua espera termine.

É nesse ambiente de tantas facetas que equipe, pacientes e familiares deparam com situações complexas, como a instabilidade da saúde, a exigência de decisões, além das avaliações de riscos e benefícios. A UTI cardiológica é um local em que as emoções são fortes e as incertezas, muitas (Swetz e Mansel, 2013).

EQUIPE

Para a equipe profissional, lidar com questões associadas à morte é tarefa difícil, uma vez que seus membros são treinados para salvar vidas. Ocorre que a angústia diante da morte pode levar a esforços na tentativa de superá-la a qualquer custo, causando mais sofrimento e dor a pacientes e familiares (Esslinger, 2004). Segundo Pessini (2001), existem dois paradigmas vinculados aos cuidados de saúde: o curar e o cuidar. Quando se trata de curar, a doença passa a ser o foco do investimento e a técnica torna-se soberana ao sujeito. Limitações são interpretadas como fracasso, e as práticas mais humanistas ficam em segundo plano. Vemos aqui o modelo biomédico, que ensina a tratar doenças e não pessoas. Infelizmente, essa formação não prepara o profissional para acompanhar os seus doentes de forma global. Seu preparo está direcionado apenas para o sofrimento físico; raramente ele está capacitado para lidar com questões referentes à morte e ao morrer.

Ao contrário, quando o cuidar é o paradigma dominante, o paciente torna-se o foco das atenções. A morte é vista como parte da condição humana, e o objetivo passa a ser a qualidade de vida do doente, não mais a sua doença.

A medicina moderna dispõe de conhecimento e técnica para prevenir, curar e controlar doenças. Porém, não pode impedir que as doenças se tornem crônicas e avançadas, nem evitar a morte. O que significa que nem sempre o médico pode curar, mas sempre poderá cuidar. Quando não se pode curar, nem intervir com os recursos disponíveis, o alívio do sofrimento e o conforto são universalmente reconhecidos por meio da medicina paliativa.

Sabe-se que um dos desafios da medicina no século 21 é compatibilizar tecnologia com humanização. Esse equilíbrio previne que a evolução do conhecimento científico e do avanço tecnológico afastem o profissional de saúde do seu principal objetivo, o cuidar. O desaparecimento de características como bondade, simpatia, paciência, interesse pessoal, entre outras, foi tornando as relações médico/paciente mais frias, mecânicas e automáticas. Autores como Da Luz (2004) preconizam que a empatia seja a característica mais desejável no profissional de saúde. Segundo ele, "a tecnologia isoladamente não resolve todos os problemas. Ela é um meio, não o fim, o fim é o homem. Dele é que a medicina precisa se ocupar" (p. 50). Isso significa que, embora o desenvolvimento da ciência seja sempre contínuo, o ser humano é sua base; ele determinará seu uso. Portanto, nas decisões tomadas pela equipe, o paciente deve sempre triunfar – todas as instâncias de sua vida devem ser levadas em consideração, não apenas a biologia. Do contrário, os riscos de fracasso são significativos. Assistir o paciente globalmente implica que o profissional de saúde esteja preparado para atender não apenas às suas necessidades físicas: sua demanda psicológica também deve ser suprida nos momentos de angústia e desespero que envolvem o adoecer ou a iminência da morte. Seus sentimentos e emoções precisam ser valorizados e validados na sua batalha diária (Kovács, 1992).

Sabe-se que trabalhar próximo da morte é difícil, assim como falar sobre ela também é um desafio que as pessoas evitam por inúmeras razões (Curtis e Rubenfeld, 2001). Mas esse desafio é antigo, posto que a morte tem sido banida da comunicação das pessoas desde o século 20. Paradoxalmente, vivemos uma época em que nunca estivemos tão alertados sobre a morte. Todos os veículos de comunicação, impressos e digitais, colocam-nos em contato com a violência. Assim, o acesso cada vez maior de informações sobre doenças inevitavelmente torna a morte uma companheira diária. No entanto, cria-se em torno dela um pacto de silêncio (Kovács, 2005). Ainda há a concepção de que não se deve falar sobre doença e morte com os pacientes. Em determinadas circunstâncias, o médico não tem como evitar conversar com a família e com o paciente sobre questões ligadas à terminalidade (Kovács, 1992).

Em estudo realizado no Canadá observou-se que ainda existe pouca comunicação acerca do fim da vida com os pacientes. E, quando esta acontece, na maioria dos casos se dá com a família. Os médicos consultados consideram o assunto de fim de vida mais complicado de abordar quando os pacientes são jovens. Em consequência, esses pacientes têm mais risco de receber excesso de tratamentos agressivos (Tobler *et al.*, 2011) e prolongamento desnecessário do processo de morte com uso de tecnologia invasiva (Curtis e Rubenfeld, 2001).

Nas unidades de terapia intensiva, o arsenal tecnológico é tão grande que fica difícil morrer sem a anuência do médico. Mundialmente, o número de óbitos é precedido, em 30 a 50% dos casos, de decisão sobre a suspensão ou recusa de tratamentos considerados fúteis ou inúteis. Isso demonstra que, embora tenha havido um elevado crescimento no poder intervencionista do médico, não há simultaneamente uma reflexão sobre o impacto disso na qualidade de vida do doente (Moritz *et al.*, 2008).

Portanto, se a qualidade de vida do doente não foi a base da decisão, muitas questões podem emergir no que se refere à sua permanência na UTI. Fica claro que dificuldades como essa refletem um problema de comunicação que costuma permear essas unidades. Falar sobre a morte e o morrer num ambiente tão "asséptico" primeiramente enfrenta as limitações da formação acadêmica dos profissionais; além disso, o assunto *morte* ainda é tabu e algo evitado numa sociedade que valoriza o belo, o novo e a juventude, reservando à morte uma conotação de decrepitude e fracasso. Tal raciocínio não tem fundamento, pois ao se refletir sobre a morte busca-se entender um pouco mais o seu papel na vida.

ANGÚSTIA DA FAMÍLIA E UTI

Do ponto de vista da família, o comprometimento da equipe com honestidade e dedicação é essencial. Para os familiares, embora a morte seja um evento traumático, em determinadas situações ela é compreensível e administrável.

Se lidar com pacientes adultos é difícil, as UTIs infantis merecem atenção particular. Acredita-se, que o esperado da vida é que cada ser humano se desenvolva e cumpra sua jornada. A doença vivida por uma criança interrompe o curso da natureza e contraria o ciclo natural da vida, impedindo que muitos sonhos e projetos se concretizem.

As condições de uma UTI neonatal se diferenciam dependendo do tipo de pacientes, havendo dessa forma uma variabilidade nos cuidados oferecidos. No caso das cardiopatias congênitas, são necessários recursos especializados e uma UTI equipada com toda a sofisticação tecnológica. O objetivo central dessa unidade é promover cuidados pré e pós-operatórios a bebês e crianças submetidos à cirurgia cardíaca. Os procedimentos são, na maioria das vezes, invasivos, dado o grau de complexidade desse público.

Quando há indicação de transplante cardíaco na pediatria, por exemplo, os sentimentos dos pais são muito ambivalentes, embora eles reconheçam que não há muito o que escolher. Nesse ponto, todos os outros recursos disponíveis já foram utilizados sem sucesso. Embora conscientes de que o transplante cardíaco representa a única forma capaz de mudar a qualidade de vida de seu filho, sabe-se que o procedimento é limitado a poucos devido à falta de doadores e à condição clínica do paciente – que muitas vezes pode levá-lo a óbito na fila de espera. Além desses fatores, a vida de um transplantado passa por um complexo processo de reestruturação e ajustes em decorrência das limitações dessa nova condição. É nesse cenário de vulnerabilidade e fragilidade que a medicina oferece o coração artificial como mais um recurso que resgata a esperança muitas vezes perdida pelos pais.

Se o coração humano já é carregado de simbolismo, um coração artificial desperta no imaginário das pessoas as mais variadas fantasias e diferentes interpretações. É muito comum os pais atribuírem ao dispositivo uma conotação religiosa, transformando-o num "anjo em forma de coração" que está lá para salvar seu filho. Essa explicação provavelmente lhes permite enfrentar a situação de maneira mais confortável e menos agressiva do ponto de vista psicológico.

Outra característica que chama atenção nos pais quando indicado o coração artificial é que, embora sejam extremamente religiosos e fiéis à "supremacia divina", no momento de extrema angústia e apreensão, quando não há outra alternativa, aflora em seu imaginário o poder supremo do médico de decidir pela vida ou pela morte de seu filho. Nesse momento, o domínio passa a ser do médico, e cabe a ele a difícil tarefa de balizar razão e emoção no momento de tomar decisões. Isso porque para a família os limites são diferentes, pois as relações e os vínculos são sustentados por sentimentos mais nobres e profundos.

Pensar na possibilidade de perder um filho é sempre desesperador, pois implica perder parte de si mesmo. Os filhos são mais que uma extensão biológica dos pais: representam seus sonhos, suas expectativas e a continuidade da existência. Em virtude desse investimento, qualquer esperança ou sinal que indique vida é visto pelos pais como um caminho salvador. Uma mãe que enfrenta o dilema de permitir que uma intervenção potencialmente salvadora seja usada no filho de um lado sempre se perguntará se vale a pena o sofrimento, "se a doença não é a vontade de Deus" e, portanto, até onde deve ir. De outro lado, a angústia permanece: e se a minha indecisão, ou negativa, significar tirar do meu filho sua única chance de sobrevida? Como lidar com a culpa posterior?

Conflitos e dilemas são vividos pelos pais que transitam pelas unidades de terapia intensiva. Observa-se nele um processo de transformação durante o período em que permanecem no hospital.

Esse período pode despertar revolta em alguns, que se sentem injustiçados pela vida e até mesmo esquecidos por Deus.

Outros, porém, aceitam com resignação o seu destino. Para tal resignação contribui o reconhecimento de que "tudo foi feito", tanto pela família como pela equipe e pelo próprio hospital. O fato é que depois dessa experiência amarga as pessoas nunca mais serão as mesmas.

ATÉ QUANDO INVESTIR

É fundamental saber a hora certa de parar o investimento no paciente e ter maturidade para tomar decisões que não despertem na equipe e na família nenhuma suspeita de que algo mais poderia ter sido feito. Esse, porém, é um grande desafio, pois existem variáveis que dificultam a tomada de decisões de forma precisa, como incerteza do diagnóstico/prognóstico, pressão familiar e fatores econômicos. Curtis e Rubenfeld (2001) referem uma grande preocupação com o uso excessivo de recursos nas UTIs que prolongam a vida de pacientes em estágios terminais de doença; dar assistência ao paciente durante seu processo de morte e sentir que não se está fazendo nada pode desencadear tais excessos, levando ao que se chama de tratamento fútil (Mota, 1999). "Daí o imperativo ético de parar o que é inútil, intensificando-se os esforços para manter a qualidade de vida. Cuidar é parte do tratamento, e esquecer isto nos faz cair no absolutismo da vida biológica" (Pessini *apud* Torres, 2003, p. 479).

Algumas décadas atrás aquilo que era exercido de forma hegemônica pelo médico deu espaço a novas áreas do saber. Atualmente, as equipes são compostas por diferentes profissionais com um mesmo propósito: promover o cuidado do paciente de forma global. As discussões multiprofissionais contribuem sobremaneira na administração dos conflitos referentes às grandes decisões e ao crescimento do grupo em geral.

A contribuição dos profissionais, somada às informações familiares, sempre resultam em condutas mais coerentes e respeitosas. Isso porque, quando não há uma linha de raciocínio nem normas preestabelecidas, as pessoas tendem a tomar decisões baseadas em instinto, fé ou experiência, o que não atende à mesma exigência que a ciência requer, resultando em deliberações imprecisas e confusas.

Nesse cenário, não existem verdades absolutas. Assegurar à família e ao paciente que a equipe está disposta a somar o conhecimento científico e a subjetividade do doente para construir uma relação de confiança é um bom caminho para exercer uma medicina mais humanitária na jornada incerta e dolorosa do adoecer. Além disso, é a relação de confiança que permitirá que todos decidam em conjunto o momento exato em que as intervenções devem ser interrompidas.

Se, de um lado, a mortalidade na UTI cardiológica é alta, deve haver um redirecionamento de esforços clínicos e emocionais da busca da cura e do prolongamento da vida para o conforto e para a morte com dignidade (Curtis e Rubenfeld, 2001).

Os cuidados paliativos representam medidas destinadas a oferecer conforto e evitar o sofrimento com intervenções que não mudarão o curso natural da doença. São aplicáveis quando se considera que os recursos técnicos atingiram seu limite extremo. Trata-se essencialmente de deixar a natureza agir, garantindo apoio emocional, social, físico e espiritual para diminuir o sofrimento tanto do paciente como dos familiares.

Para aqueles que sobrevivem ao investimento tecnológico, sintomas de ordem psicológica como ansiedade, depressão e estresse pós-traumático são comuns e até esperados, devendo ser cuidados de forma que o estresse emocional seja atenuado – o que proporcionará um bem-estar subjetivo (Curtis e Rubenfeld, 2001). Estudo francês com 41 pacientes recuperados de miocardite fulminante por meio de suporte circulatório mecânico avaliou a qualidade de vida relacionada à saúde de 26 sobreviventes após alta hospitalar (Mirabel *et al.*, 2011). Foram identificadas dificuldades persistentes no trabalho ou nas atividades diárias por causa da saúde física e interferências frequentes em atividades sociais normais, embora a saúde mental e a vitalidade tenham sido avaliadas como satisfatórias. Cerca de 27% a 38% dos pacientes foram diagnosticados com ansiedade severa, depressão e transtorno de estresse pós-traumático (TEPT) após cerca de 18 meses de acompanhamento. Isto é, tais pessoas apresentam dificuldades psicológicas persistentes, apesar de terem sido salvas pela tecnologia.

Outro estudo recente sobre o uso de ventilação mecânica prolongada, realizado no Canadá (Rose *et al.*, 2015), destaca suas consequências físicas e psicológicas, que acabam por afetar a qualidade de vida do paciente e da família. Verificou ainda que, em UTIs, não há empenho da equipe de cuidados no sentido de reduzir o prolongamento desnecessário da ventilação mecânica e otimizar a mobilidade, a comunicação, o status nutricional e o bem-estar psicológico. Ainda assim, a maioria dos pacientes recebe assistência de serviços de psicologia/psiquiatria.

Fica claro, então, que os suportes sociais e psicológicos devem ser oferecidos.

Em qualquer caso, seja no investimento de terapêuticas para salvar e recuperar, seja nos cuidados do paciente em fim de vida, os princípios éticos devem ser considerados e respeitados: beneficência, não maleficência, respeito à autonomia do paciente e avaliação das questões de justiça envolvidas na forma como o cuidado é oferecido ao paciente (Beauchamp e Childress *apud* Swetz e Mansel, 2013).

Em 2012, a American Heart Association publicou uma declaração acerca das decisões tomadas diante da insuficiência cardíaca avançada (Allen *et al.*, 2012). O documento aborda a importância de envolver o paciente nas decisões acerca do próprio tratamento. A equipe de saúde tem o dever ético e legal de envolver os pacientes em decisões médicas, devendo informá-los sobre todos os riscos e benefícios do tratamento. Estes devem conhecer o diagnóstico e o prognóstico, a natureza da intervenção proposta e todas as alternativas possíveis, bem como seus riscos e benefícios. A comunicação entre equipe e pacientes/familiares é destacada como de extrema importância. O documento também discute a estimativa de prognóstico dessa doença e a quantidade/qualidade de vida oferecida aos pacientes, considerando de aspectos físicos até mentais, emocionais e sociais. Os autores apontam a importância de considerar caso a caso, a individualidade de cada paciente e de seu cuidador. Mencionam, ainda, a necessidade de acessar uma equipe de cuidados paliativos em caso de dificuldade de decidir condutas, manejo de sintomas e suporte a familiares. Observa-se, porém, que tal documento foi elaborado por uma entidade americana. Tais conceitos nem sempre se aplicam a culturas como a nossa. Aqui, sentimentos e emoções costumam ser mais nítidos, sobretudo quando se trata de saúde.

Em resumo, as UTIs cardiológicas – tanto para adultos quanto para crianças – constituem situações paradoxais, próprias da medicina moderna. De um lado, representam grandes avanços, não só pelos novos conhecimentos quanto pelas novas tecnologias. Por outro lado, o cenário é de grandes expectativas e angústias, esperanças infundadas, sofrimentos que não podem ser evitados, percepção da finitude da vida e de desfechos benéficos e positivos. Interações entre equipes profissionais, pacientes e familiares podem assumir formas delicadas e extremas. O que permite percorrer com serenidade essa travessia é uma profunda compreensão da alma humana, e isso se exige especialmente das equipes multiprofissionais. Afinal, estas devem estar mais preparadas para essas circunstâncias do que pacientes e familiares, neófitos nessas questões. Há, portanto, demanda especial sobre as equipes. Não basta saber e ter tecnologia: é preciso compreender os sofrimentos e ser de capaz de prover afeição quando os recursos técnicos atingem o limite.

REFERÊNCIAS

ALLEN, L. A. *et al.* "Decision making in advanced heart failure: a scientific statement from the American Heart Association. *Circulation*, v. 125, 2012, p. 1928-52.

CURTIS, J. R.; RUBENFELD, G. D. *Managing death in the ICU: the transition from cure to comfort.* Nova York: Oxford University Press, 2001.

ESSLINGER, I. *De quem é a vida, afinal? Descortinando cenários da morte no hospital.* São Paulo: Casa do Psicólogo, 2004.

FIORELLI, A. I. *et al.* "Assistência circulatória mecânica: por que e quando". *Revista de Medicina*, v. 87, n. 1, 2008, p. 1-15.

GUIRARDELLO, E. B. *et al.* "A percepção do paciente sobre sua permanência na unidade de terapia intensiva". *Revista da Escola de Enfermagem da USP*, v. 33, n. 2, 1999, p. 123-29.

Kovács, M. J. *Morte e desenvolvimento humano*. São Paulo: Casa do Psicólogo, 1992.

______. "Educação para morte". *Psicologia: Ciência e Profissão*, v. 25, n. 3, 2005, p. 484-97.

Luz, P. da. *Nem só de ciência se faz a cura: o que os paciente me ensinaram*. São Paulo: Atheneu, 2004.

Mirabel, M. *et al.* "Outcomes, long-term quality life, and psychological assessment of fulminant myocarditis patients rescued by mechanical circulatory support". *Critical Care Medicine*, v. 39, n. 5, 2011, p. 1029-35.

Moritz, R. D. *et al.* "Terminalidade e cuidados paliativos na unidade de terapia intensiva". *Revista Brasileira de Terapia Intensiva*, v. 20, n. 4, 2008, p. 422-28.

Mota, J. A. C. "Quando um tratamento se torna fútil". *Bioética*, v. 7, n. 1, 1999, p. 35-40.

Pessini, L. *Distanásia. Até quando prolongar a vida?* São Paulo: Editora do Centro Universitário São Camilo/Loyola, 2001.

Rose, L. *et al.* "Prolonged mechanical ventilation in Canadian intensive care units: a national survey". *Journal of Critical Care*, v. 30, 2015, p. 25-31.

Swetz, K. M; Mansel, J. K. "Ethical issues and palliative care in the cardiovascular intensive care unit". *Cardiology Clinics*, v. 31, 2013, p. 657-68.

Tobler, D. *et al.* "End-of-life care in hospitalize adults with complex congenital heart disease: care delayed, care denied". *Palliative Medicine*, v. 26, n. 1, 2011, p. 72-79.

Torres, W. C. "A bioética e a psicologia da saúde: reflexões sobre questões de vida e morte". *Psicologia: Reflexão e Crítica*, v. 16, n. 3, 2003, p. 475--82.

6.
Morte por aids, perdas e luto

Elvira Maria Ventura Filipe
e Emi Shimma

[...] foram tantas as vezes que topei com a morte [...] pelo caminho que ela se tornou minha grande companheira de estrada. Ela me confidenciou seus dolorosos segredos e desnudou todas as limitações psicológicas e espirituais da minha vida, ao me impor severas restrições físicas e orgânicas que me obrigaram a tomar atitudes ao invés de decisões.
(Volpe, 2016, p. 285-86)

HÁ TRÊS DÉCADAS, A aids era uma sentença de morte. Hoje, é considerada uma doença crônica. As evoluções no campo científico possibilitaram às pessoas com aids viver com a doença com qualidade de vida, mas necessitando de cuidados por um período prolongado. Atualmente, as mortes por aids decorrem de diagnóstico tardio e falência terapêutica (Fisher, 2008). Uma pessoa vivendo com HIV (PVHIV) em tratamento antirretroviral (ARV) tem praticamente a mesma expectativa de vida que aquelas que não têm o vírus. Enquanto não se descobre a cura para a aids, as PVHIV necessitarão de ARV e cuidado constante, pois alguns antirretrovirais têm sido associados a efeitos colaterais sérios e ao surgimento de outros problemas de saúde, como câncer anal (Crum-Cianflone *et al.*, 2010) e doenças renais (Gupta *et al.*, 2005; Scherzer *et al.*, 2012).

No Brasil, embora a taxa de detecção de aids esteja relativamente estabilizada nos últimos dez anos, com uma média de 20,7 casos/100 mil habitantes (Brasil, 2016), entre os homens tem sido observado um aumento da taxa de detecção, principalmente nas faixas etárias de 15 a 19 anos, 20 a 24 anos e 60 anos ou mais. Entre o primeiro grupo, a taxa de detecção mais que triplicou (de 2,4 para 6,9 casos/100 mil habitantes), tendo dobrado no grupo de 20 a 24 anos (de 15,9 para 33,1 casos/100 mil habitantes). Com relação ao HIV, de 2007 até junho de 2016, foram notificados 136.945 casos de infecção no Brasil.

Ainda que a aids tenha se tornado uma doença crônica e que tenha havido uma queda na mortalidade por aids no país (Brasil, 2016), a tendência de queda não é uniforme em todo o território nacional, havendo uma tendência de crescimento nos últimos dez anos nas regiões Norte, Nordeste e Centro-Oeste. E apesar de ARV ter prolongado a vida e melhorado a qualidade de vida das PVHIV, viver com o vírus ainda provoca sofrimentos, perdas, traz muitas limitações e produz impactos emocionais e sociais inestimáveis, com repercussões em todas as esferas da vida.

As PVHIV percorrem uma trajetória complexa do momento do diagnóstico até seu adoecimento e morte. Vivenciam um processo de luto a cada nova etapa da infecção, o que demanda enorme energia psíquica.

Denomina-se luto um conjunto de reações a uma perda significativa, que engloba rupturas afetivas, perda de vínculos profissionais ou sociais, diagnóstico de doença incurável e a morte propriamente dita (Bromberg, 1998).

O processo de luto é uma situação de estresse – uma tentativa de adaptação a uma nova realidade. As reações próprias do luto coincidem com sintomas de estresse nas cinco grandes dimensões que compõem o ser humano:

1. Intelectual: confusão, desorganização, falta de concentração, intelectualização, desorientação, negação;
2. Emocional: choque, entorpecimento, raiva, culpa, alívio, depressão, irritabilidade, solidão, saudade, descrença, tristeza, negação, ansiedade, confusão, medo;
3. Física: alterações no apetite e no sono, visão embaçada, inquietação, dispneia, palpitações cardíacas, exaustão, boca seca, perda do interesse sexual, dor de cabeça, mudanças no funcionamento gastrointestinal, tremores, queda de cabelos, choro;
4. Espiritual: sonhos, perda ou aumento da fé, questionamentos em relação a Deus e a valores em geral;
5. Social: isolamento, falta de interação, perda da identidade, afastamento das funções sociais (Parkes, 1998; Franco, 2002).

Para Bromberg (1998), as pessoas enlutadas apresentam reações psicológicas, fisiológicas e/ou comportamentais específicas e passam por quatro fases básicas: entorpecimento – choque e descrença; anseio ou protesto – procura pelo objeto perdido (no caso de morte); desespero – período mais doloroso; elaboração – reorganização da vida.

A duração dessas fases, assim como a ordem de manifestação, varia de acordo com a personalidade e a predisposição de cada indivíduo: idade, sexo, autoestima, história psicológica passada, significado da perda e, no caso de morte, vínculo entre falecido e enlutado, perdas anteriores mal elaboradas e rede de suporte social (Bromberg, 1998).

Em geral, ao tomar conhecimento de que têm uma moléstia fatal as pessoas passam por cinco fases, com sequência e duração variáveis: choque seguido de negação; raiva; barganha; depressão; e aceitação (Kübler-Ross, 1997). Além disso, as reações diante do luto podem ser agudas ou imediatas, com duração de até 12 meses, ou crônicas, as quais se manifestam após 12 meses (Zerbe e Steinberg, 2000).

No caso de HIV e aids, diversos acontecimentos estressantes, que demandam grandes recursos psíquicos, ocorrem no decorrer da doença. Entre os momentos críticos podem-se considerar: impacto do diagnóstico; comunicação do diagnóstico a parceiros e/ou familiares; dificuldades afetivas ou sociais (trabalho, relações amorosas, amigos, exclusão social); início ou mudança de medicação antirretroviral; alteração de estado clínico (carga viral e CD4), adoecimento e internação; dificuldades emocionais de aderir ao uso de antirretrovirais e ao serviço de saúde (Santos, Nascimento e Felipe, 2000).

Souza (2008) aponta que em alguns desses momentos a sensação de perda e luto é potencializada. O resultado positivo do teste/impacto do diagnóstico, por exemplo, remete à perda da imortalidade, enquanto a comunicação da soropositividade a parceiros, amigos e familiares e as dificuldades afetivas e sociais implicam a perda da identidade.

AS PERDAS DECORRENTES DO HIV/AIDS

Como vimos, as perdas podem ser sentidas de diversas maneiras, de acordo com características pessoais e a história de vida de cada um (Ferreira, 1994). Cada pessoa que vive com HIV/aids enfrentará seus lutos de acordo com seus recursos internos e externos.

PERDA DA IMORTALIDADE

O processo de luto começa a partir do momento em que a pessoa recebe o diagnóstico de uma doença fatal ou crônica, como no caso da aids. Receber um exame com resultado positivo é o primeiro impacto emocional causado pela aids. Isso faz que a pessoa tome consciência de sua finitude. Aparecem fantasias de morte iminente, de intensas transformações corporais e perdas em várias esferas da vida (Souza, 2008). Surgem também o isolamento, o medo do futuro e da morte, a sensação de perda de controle, a negação da finitude da existência e do diagnóstico (Guimarães e Raxach, 2002), o medo de não suportar o tratamento antirretroviral e o medo do preconceito (Carrapato, Resende e Santos, 2014). O medo da morte está presente no momento do diagnóstico e "a confirmação da fragilidade da vida torna-se o centro de tudo, pois não se sabe como agir, e essa confrontação com uma realidade não concreta pode gerar muito sofrimento" (Gomes, Silva e Oliveira, 2011, Telas 6 e 7).

PERDA DA IDENTIDADE

Diante da constatação de sua soropositividade, a PVHIV migra de um mundo conhecido para uma realidade incerta, deparando com experiências que a obrigam a se adaptar a novas situações (Souza, 2008). É necessário transformar-se para aprender a conviver com a doença e criar uma nova realidade.

Revelar o diagnóstico faz parte dessa nova realidade, e comunicá-lo a parceiros, amigos e familiares, chefes e colegas de trabalho é angustiante e pode gerar uma série de perdas, que obrigam a PVHIV a adaptações que lhe custam instabilidades e desgastes. As PVHIV tendem a ocultar a sua condição para não ser discriminadas no trabalho ou no ambiente social. No caso do trabalho, é uma maneira de não perder o emprego (Gomes, Silva e Oliveira, 2011).

O medo de rejeição pelo(a) parceiro(a) provoca isolamento e sofrimento e dificulta a revelação para parceiros(as) atuais ou futuros(as), uma vez que revelar requer confiança (Paiva, Segurado e Filipe, 2011).

No que diz respeito à sexualidade, a vivência da soropositividade modifica o relacionamento afetivo-sexual. Em estudo realizado com mulheres vivendo com HIV/aids, Paiva *et al.* (2002) relataram que a atividade sexual sofreu modificações depois do diagnóstico. Para 8% das mulheres, a vida sexual melhorou; para 24% delas, não mudou; para 28%, ficou diferente; para 26%, piorou. Observou-se que 2% das mulheres acreditam não poder mais ter vida sexual após o diagnóstico, e 16% delas deixaram de ter relações sexuais depois de descobrir sua soropositividade. Em pesquisa realizada com homens e mulheres, Castanha *et al.* (2006) observaram comportamento semelhante: houve entrevistados que mantiveram uma vida sexual ativa, os que se consideravam promíscuos e os que optaram por abster-se sexualmente.

Ainda que a ruptura do relacionamento afetivo não ocorra ou a pessoa encontre novos(as) parceiros(as), o medo parece ser uma constante. Paiva *et al.* (2002, p. 1616) afirmam que "o medo também é um dos motivos alegados para a vida sexual piorar para 15% delas: medo de engravidar, de infectar o parceiro, aumentar a carga viral, receio de o preservativo romper, de se envolver afetivamente".

Entre casais HIV sorodiscordantes, o medo de infectar o(a) parceiro(a) soronegativo pode interferir no relacionamento afetivo e levá-los a se afastar emocionalmente ou até mesmo a se abster sexualmente (Reis e Gir, 2010). Além disso, o parceiro HIV negativo pode sentir medo de se infectar, o que interfere na intimidade, no afeto e na atividade sexual do casal (*ibidem*).

PERDA DA SAÚDE

Quando a pessoa deixa de ser apenas soropositiva e passa a apresentar doenças oportunistas típicas da aids, sofre um grande impacto emocional. É a constatação de estar doente. As fantasias da doença, o medo da perda da independência e da autonomia, as mudanças físicas, a inversão de papéis e o medo da evidência pública do diagnóstico representam uma fase de especial dificuldade emocional (Souza, 2008).

O início do tratamento constitui a constatação da doença. No caso da aids, tomar antirretrovirais, segundo Tunala *et al.* (2000) significa quase sempre estar doente, mesmo que a doença não se manifeste.

Além disso, o tratamento medicamentoso pode mostrar à sociedade que a pessoa está doente, o que em geral gera preconceito e por vezes obriga a PVHIV/aids a esconder a medicação (Teixeira e Silva, 2008). O medo da discriminação também as leva a selecionar os indivíduos que podem conhecer a sua condição de saúde.

Por outro lado, a eficácia já comprovada da terapia antirretroviral e os efeitos positivos da medicação – fato que é reforçado continuamente por todos os profissionais de saúde que atendem as PVHIV/aids – pode incentivar essas pessoas a aderir ao tratamento, uma vez que os benefícios superam os efeitos adversos que a medicação costuma causar. Um desses efeitos é a lipodistrofia – alteração da distribuição da gordura corporal –, que assusta muitos portadores, uma vez que causa mudanças visíveis no corpo, o que pode denunciar publicamente sua condição sorológica. Em geral, os pacientes desenvolvem problemas de autoimagem e baixa autoestima. De qualquer forma, as PVHIV veem no tratamento antirretroviral a possibilidade de continuar a viver com qualidade.

Vale lembrar que a manutenção do acompanhamento médico necessário, com realização de exames de CD4 e carga viral, torna-se muitas vezes angustiante, pois seu resultado revela a condição de saúde da PVHIV. Manter o tratamento exige interesse e disciplina. O vínculo com um serviço de saúde é essencial para ajudar o paciente no processo de adesão.

PERDA DA ESPERANÇA

Ao receber o diagnóstico positivo, a PVHIV tem a esperança de que o resultado esteja incorreto. No momento seguinte, torce para manter-se assintomática por longos anos. Quando surgem os primeiros sintomas, espera que os medicamentos não produzam efeitos colaterais. E mantém sempre a esperança de que seja descoberto um medicamento capaz de curar a aids.

O surgimento de doenças oportunistas, a primeira internação hospitalar ou o agravamento do quadro geral podem levar a pessoa à desesperança em relação ao tratamento. Para alguns, começa agora uma fase de crescente dependência de profissionais de saúde e pessoas próximas, amigos ou familiares. Assim, a perda da saúde é vivenciada aos poucos.

Segundo Souza (2008), trata-se do início de um período marcado por incertezas e por um prognóstico difícil de precisar. O medo da dor e da deterioração física é constante. A pessoa começa a ter fantasias sobre a fase terminal de vida, principalmente se necessitar de períodos longos de internação, que demandem cirurgias e procedimentos clínicos de prognóstico incerto. A morte se torna mais próxima, e o medo de que ela se concretize aumenta. Surge o que se denomina luto antecipatório – a angústia da separação das pessoas que ama, a necessidade de resolver suas pendências e a certeza de que não realizará o seu projeto de vida (Fonseca, 2004). De acordo com Rolland (1998), a experiência de antecipação da perda envolve uma gama de respostas emocionais que podem incluir adaptação a uma nova situação, ansiedade de separação, solidão existencial, tristeza, desapontamento, raiva, ressentimento, culpas, exaustão e desespero.

A REORGANIZAÇÃO DA VIDA

No estudo de Souza (2008), os entrevistados destacaram três figuras de apego que foram importantes na reorganização da vida: a religião, os filhos e os profissionais de saúde.

Desde as primeiras civilizações, a humanidade busca nos deuses explicações para a saúde e a doença (Sampaio, 2002). E, diante da adversidade, "os valores religiosos podem ser uma força positiva para o conforto e a recuperação do paciente se ele estiver seguro de que seus valores serão respeitados" (Souza e Moraes, 1998, p. 91).

Faria e Seidl (2006) mostraram que a religiosidade contribui para que as PVHIV/aids se sintam amparadas para enfrentar a situação vivenciada. As autoras apontam a importância da religiosidade no aumento da autonomia e do suporte social dos entrevistados. No estudo realizado, as pessoas que lidavam com a condição de soropositividade de forma mais adaptativa faziam uso de sua religiosidade de forma positiva e tenderam a apresentar mais sentimentos prazerosos relativos ao bem-estar subjetivo.

O suporte social também é um fator que contribui para que as PVHIV se sintam mais apoiadas e enfrentem o dia a dia com a infecção de maneira mais satisfatória. Seidl *et al.* (2007), em pesquisa que investigou a adesão ao tratamento com antirretrovirais por PVHIV, concluíram que os portadores com adesão satisfatória percebiam mais disponibilidade de suporte social e estavam mais satisfeitos com ele.

Os filhos são uma poderosa figura de apego à vida. Muitas mulheres lutaram e continuam lutando para viver em função deles. Entre mulheres vivendo com HIV a preocupação em relação aos filhos costuma ser constante. Segundo Galvão e Paiva (2011), os filhos são um forte motivo para viver, para cuidarem de si e para buscar o tratamento adequado.

E, finalmente, o suporte de um profissional da saúde é primordial para as PVHIV. A necessidade de um vínculo de confiança entre o paciente e o profissional (médico, psicólogo, enfermeiro, assistente social) é essencial para o sucesso do tratamento. Muitos pacientes buscam no profissional de saúde acolhimento e apoio para manter sua luta e sua esperança. (Sanches, 1997).

Em sua pesquisa, Souza (2008) observou que a maioria dos participantes encontrou estratégias que os auxiliou na reorganização da vida, ou seja, esses indivíduos reconheceram e elaboraram suas perdas e identificaram novas possibilidades de viver e conviver com a doença. Faria e Piccinini (2010) relatam, em sua pesquisa com gestantes, perspectivas para o futuro e ressignificação da doença. Após os medos e a insegurança, houve alegria e sentimentos de felicidade pela gravidez e pelo nascimento, e o que contribuiu para tanto foi o apoio da família e do parceiro.

CONSIDERAÇÕES FINAIS

A humanidade passou por profundas transformações com o surgimento da epidemia de HIV/aids. Antes da terapia antirretroviral altamente ativa (Haart, na sigla em inglês), o grande número de mortes trazia sensações de impotência, angústia e frustração para os profissionais de saúde, e pânico para as PVHIV/aids. Porém, depois da introdução dessa terapia, o panorama mudou: com tratamento adequado, os pacientes vivem por tempo indeterminado e mantêm com sua equipe de cuidado vínculos de longa duração.

Nesse contexto, é importante considerar a necessidade das PVHIV/aids de elaborar seus lutos em cada etapa da doença e assim manter sua adesão ao tratamento e à vida. Ao mesmo tempo, é fundamental contar com profissionais capacitados que saibam reconhecer os lutos e perdas desses pacientes, para auxiliá-los no processo de elaboração e ajudá-los a construir uma nova identidade e reorganizar a própria vida.

Para lidar com os inúmeros lutos das PVHIV/aids, os serviços de saúde devem priorizar a política de humanização, desenvolvendo um ambiente em que o paciente se sinta acolhido e respeitado e tenha suas necessidades pessoais e sociais reconhecidas. Só assim será possível a eles traçar as melhores estratégias possíveis para o enfrentamento de seus desafios.

REFERÊNCIAS

Brasil. Ministério da Saúde. *Boletim epidemiológico HIV-aids*. 2016. Disponível em: < http://www.aids.gov.br/pt-br/pub/2016/boletim-epidemiologico-de-aids-2016>. Acesso em: 17 mar. 2018.

Bromberg, M. H. P. F. *A psicoterapia em situações de perdas e luto*. 2. ed. São Paulo: Psy; 1998.

Carrapato, J. F. L.; Resende, M. H. M.; Santos, N. O. "Pessoa vivendo com HIV/Aids: diagnóstico de uma sentença de morte?" *Emancipação*, v. 14, n. 2, 2014, p. 321-36.

Castanha, A. R *et al*. "Aspectos psicossociais da vivência da soropositividade ao HIV nos dias atuais". *PSICO*, v. 37, n. 1, jan.-abr. 2006, p. 47-56.

Crum-Cianflone, N. F. *et al*. "Anal cancers among HIV-infected persons: HAART is not slowing rising incidence". *Aids*, v. 24, n. 4, fev. 2010, p. 535-43.

Faria, E. R.; Piccinini, C. A. "Maternidade no contexto do HIV/Aids: gestação e terceiro mês de vida do bebê". *Estudos de Psicologia*, v. 27, n. 2, abr.-jun. 2010, p. 147-59.

Faria, J. B.; Seidl, E. M. F. "Religiosidade, enfrentamento e bem-estar subjetivo em pessoas vivendo com HIV/aids". *Psicologia em Estudo*, v. 11, n. 1, jan.-abr. 2006, p. 155-164. Disponível em: <www.scielo.br/pdf/pe/v11n1/v11n1a18>. Acesso em: 17 mar. 2018.

Ferreira, C. V. L. *Aids e vida: um estudo clínico-psicanalítico com pacientes HIV*. São Paulo: Lemos, 1994.

Fisher, M. "Late diagnosis of HIV infection: major consequences and missed opportunities". *Current Opinion in Infectious Diseases*, v. 21, n. 1, 2008, p. 1-3.

Franco, M. H. P. *Estudos avançados sobre o luto*. Campinas: Livro Pleno, 2002.

Fonseca, J. P. da. *Luto antecipatório*. Campinas: Livro Pleno, 2004.

Galvão, M. T. G.; Paiva, S. S. "Vivências para o enfrentamento do HIV entre mulheres infectadas pelo vírus". *Revista Brasileira de Enfermagem*, v. 64, n. 6, nov.-dez. 2011. Disponível em: <http://dx.doi.org/10.1590/S0034-71672011000600006>. Acesso em: 17 mar. 2018.

Gomes, A. M. T.; Silva, E. M. P.; Oliveira, D. C. de. "Representações sociais da AIDS para pessoas que vivem com HIV e suas interfaces cotidianas". *Revista Latino-Americana de Enfermagem*, v. 19, n. 3, 2011.

Disponível em: <http://www.scielo.br/readcube/epdf.php?doi=10.1590/S0104-11692011000300006&pid=S0104-11692011000300006&pdf_path=rlae/v19n3/pt_06.pdf&lang=pt>. Acesso em: 17 mar. 2018.

Guimarães, M. S.; Raxach, J. C. A. "Questão da adesão: os desafios impostos pela aids no Brasil e as respostas do governo, de pessoas e da sociedade". *Impulso – Revista de Ciências Sociais e Humanas*, v. 13, n. 32, 2002, p. 69-90.

Gupta, S. K. *et al.* "Chronic kidney disease in HIV-infected patients: recommendations of the HIV Medicine Association of the Infectious Diseases Society of America". *Clinical Infectious Diseases*, v. 40, n. 11, 2005, p. 1559-85. Disponível em: <http://cid.oxfordjournals.org/content/40/11/1559.full>. Acesso em: 17 mar. 2018.

Kübler-Ross, E. *Sobre a morte e o morrer*. São Paulo: Martins Fontes, 1997.

Paiva, V., Segurado, A. C.; Filipe, E. M. V. "Self-disclosure of HIV diagnosis to sexual partners by heterosexual and bisexual men: a challenge for HIV/Aids care and prevention". *Cadernos de Saúde Pública*, v. 27, n. 9, 2011, p. 1699-710.

Paiva, V. *et al.* "Sexualidade de mulheres vivendo com HIV/Aids em São Paulo". *Cadernos de Saúde Pública*, v. 18, n. 6, 2002, p. 1609-20. Disponível em: http://www.scielo.br/pdf/csp/v18n6/13257.pdf. Acesso em: 17 mar. 2018.

Parkes, C. M. *Luto – Estudos sobre a perda na vida adulta*. 3. ed. São Paulo: Summus, 1998.

Reis, R. K.; Gir, E. "Convivendo com a diferença: o impacto da sorodiscordância na vida afetivo-sexual de portadores do HIV/Aids". *Revista da Escola de Enfermagem da USP*, v. 44, n. 3, 2010, p. 759-65.

Rolland, J. S. "Ajudando famílias com perda antecipadas". In: Walsh, F.; McGoldrick, M. (orgs.). *Morte na família: sobrevivendo às perdas*. Porto Alegre: Artmed, 1998, p. 166-98.

Sampaio, T. M. V. "Aids e religião: aproximações ao tema". *Impulso – Revista de Ciências Sociais e Humanas*, v. 13, n. 32, 2002, p. 21-40.

Sanches, R. M. "A relação médico-paciente sob o signo da Aids". *Revista USP*, v. 33, mar.-maio 1997, p. 46-55. Disponível em: <http://www.revistas.usp.br/revusp/article/view/35028/37766>. Acesso em: 17 mar. 2018.

Santos, C. P.; Nascimento, V. L. V. do; Felipe, Y. X. "Aderência ao tratamento antirretroviral: resultados preliminares e reflexões da experiência em um serviço universitário – Casa da Aids". In: Teixeira, P. R.;

PAIVA, V.; SHIMMA, E. (orgs.) *Tá difícil de engolir? Experiências de adesão ao tratamento antirretroviral em São Paulo.* São Paulo: Nepaids, 2000, p. 115-28. Disponível em: <http://www3.crt.saude.sp.gov.br/arquivos/pdf/publicacoes_dst_aids/ta_dificil_de_engolir.pdf>. Acesso em: 17 mar. 2018.

SCHERZER, R. *et al.* "Association of Tenofovir exposure with kidney disease risk in HIV Infection". *Aids*, v. 26, n. 7, abr. 2012, p. 867-75.

SEIDL, E. M. F. *et al.* "Pessoas vivendo com HIV/Aids: variáveis associadas à adesão ao tratamento antirretroviral". *Cadernos de Saúde Pública*, v. 23, n. 10, 2007, p. 2305-16.

SOUZA, T. R. C. *Impacto psicossocial da aids: enfrentando perdas... ressignificando a vida.* São Paulo: Centro de Referência e Treinamento DST/Aids, 2008.

SOUZA, Z. S.; MORAES, M. I. D. M. "A ética médica e o respeito às crenças religiosas". *Bioética*, v. 6, n. 1, 1998, p. 89-93.

TEIXEIRA, M. G.; SILVA, G. A. "A representação do portador do vírus da imunodeficiência humana sobre o tratamento com os antirretrovirais". *Revista da Escola de Enfermagem da USP*, v. 42, n. 4, 2008, p. 729-736. Disponível em: <https://www.revistas.usp.br/reeusp/article/view/41794/45452>. Acesso em: 17 mar. 2018.

TUNALA, L. *et al.* "Lidando com fatores psicossociais que dificultam a adesão das mulheres portadoras do HIV aos cuidados de saúde". In: TEIXEIRA, P. R.; PAIVA, V.; SHIMMA, E. (orgs.). *Tá difícil de engolir? Experiências de adesão ao tratamento antirretroviral em São Paulo.* São Paulo: Nepaids, 2000, p. 79-114. Disponível em: <http://www3.crt.saude.sp.gov.br/arquivos/pdf/publicacoes_dst_aids/ta_dificil_de_engolir.pdf>. Acesso em: 17 mar. 2018.

VOLPE, B. *Morte e vida posithiva.* Santos: Realejo, 2016.

ZERBE, K. J.; STEINBERG, D. L. "Coming to terms with grief and loss. Can skills for dealing with bereavement be learned?" *Postgraduate Medicine*, v. 106, n. 6, 2000, p. 97-106.

7. O cuidado integral e os desafios de conviver com a doença renal crônica

Ana Catarina Tavares Loureiro
e Maria Carlota de Rezende Coelho

A DOENÇA RENAL CRÔNICA (DRC) é uma patologia coexistente tanto em países desenvolvidos quanto nos países em desenvolvimento, embora, de acordo com Couser *et al.* (2011), afete de forma desproporcional mais intensamente a população de baixa renda quando comparada à de maior poder aquisitivo. É uma condição clínica grave, mas passível de tratamento e prevenção.

A definição que adotamos para DRC é a da National Kidney Foundation (NKF, 2002, p. 44):

> Lesão presente por um período igual ou superior a três meses, definida por anormalidades estruturais ou funcionais do rim, com ou sem diminuição da filtração glomerular (FG), evidenciada por anormalidades histopatológicas ou de marcadores de lesão renal, incluindo alterações sanguíneas ou urinárias, ou ainda de exames de imagem; filtração glomerular menor que 60 mL/min/1,73 m^2 por um período igual ou superior a três meses com ou sem lesão renal.

A classificação de 2015 realizada pela NKF considera a DRC em cinco estágios. No primeiro deles, a lesão renal não ocasiona déficit da filtração glomerular (FG), a qual se encontra normal ou aumentada; já no quinto estágio a FG é menor que 15 ml/min/1,73/m^2. Nessa fase, geralmente principiam os sinais e sintomas urêmicos – inapetência, náuseas, soluços, perda de peso, adinamia (grave fraqueza muscular), anemia, acidose metabólica, marcadores bioquímicos da função renal elevados –, sinalizando que houve perda da homeostase orgânica. Nesse momento, é indicada terapia de substituição renal: hemodiálise ou diálise peritoneal, ou, nos casos possíveis, transplante renal.

Em nosso país, dados do censo de 2014 da Sociedade Brasileira de Nefrologia (SBN) apontam que existem 552 pacientes para cada um milhão de pessoas. A taxa bruta de mortalidade é da ordem de 19%, estando a grande maioria em tratamento hemodialítico (Sesso *et al.*, 2016).

De acordo com Bastos e Kirsztajn (2011), a melhor forma de tratar a DRC está apoiada em três pilares: diagnóstico precoce da doença; encaminhamento imediato para tratamento nefrológico; e otimização de medidas para preservar a função renal.

A evolução das possibilidades terapêuticas para a doença renal crônica – particularmente a terapia dialítica de qualidade e medicamentos como anti-hipertensivos, quelantes do fósforo e moduladores da eritropoiese, entre outros – propiciou uma maior sobrevida. Porém, não podemos nos esquecer dos fatores que estão além do corpo físico e impactam a qualidade de vida e, consequentemente, a saúde dessa população.

Diversos estudos apontam que há um percentual significativo de pacientes portadores de doença renal crônica (DRC) que não têm acompanhamento com nefrologista. Em torno de 34% receberam o diagnóstico em situações críticas, necessitando iniciar terapia dialítica em caráter de urgência. Nesse contexto, a indicação terapêutica não é uma escolha, mas uma ferramenta para salvar a vida (Coutinho e Tavares, 2011).

Depois de sair da situação de urgência clínica, o paciente é habitualmente encaminhado a uma unidade-satélite para continuar o tratamento. De acordo com Sesso (2016), em nosso país, 91,4% dos pacientes que realizam terapia de substituição renal recebem hemodiálise, modalidade terapêutica que substitui parcialmente a função renal. O impacto de conviver com uma máquina que substitui seus rins é grande para o paciente, pois exige que ele frequente o centro de nefrologia pelo menos três vezes por semana para submeter-se a sessões de hemodiálise, que duram cerca de quatro horas. Além disso, seus hábitos de vida também sofrem alterações: restrições alimentares; redução da ingestão de líquido; cuidados com o acesso vascular; medicamentos; exames de rotina. Toda essa transformação chega à vida desses pacientes em cascata, e o gerenciamento dessas novas necessidades pode ser muito difícil tanto na fase inicial do tratamento quanto na manutenção deste.

Convém lembrar que as alterações da imagem corporal também estão presentes, quer pela existência de um cateter para o acesso venoso central, quer pela fístula arteriovenosa ou pela presença de um cateter intra-abdominal. Isso impacta, sobretudo, as pacientes. Há, ainda, as alterações hormonais e bioquímicas inerentes à doença renal, que ocasionam uma redução da libido para ambos os sexos, gerando angústia e sofrimento.

Constatou-se nesse grupo de pacientes percentuais significativos de transtornos mentais. Moura Junior *et al.* (2006) encontraram transtornos psiquiátricos em 37,3% dos pacientes submetidos à terapia dialítica. Montilla, Duschek e Del Paso (2016) constataram depressão em 27% e ansiedade em 36,5% deles. Já Stasiak *et al.* (2014) observaram que 29,6 % dos pacientes sofriam de transtorno depressivo e 11,1% padeciam de ansiedade.

O risco de suicídio também tem sido detectado nesses pacientes. Keskin e Engin (2011) encontraram um risco considerado leve, mas outros autores têm descrito índices mais elevados: Moura Junior *et al.* (2008) relatam que 16,4% dos pacientes correm esse risco; já Chen *et al.* (2010) encontraram uma prevalência de 21% de ideação suicida nos pacientes em terapia dialítica.

Nesse contexto, o profissional de saúde é convidado a atuar como cuidador do paciente. É importante compreender que o cuidado "abrange mais que um momento de atenção, de zelo e de desvelo. Representa uma atitude de ocupação, preocupação, de responsabilização e de envolvimento afetivo com o outro" (Boff, 1999, p. 33).

Para cuidar, portanto, não basta oferecer terapia dialítica; é necessário considerar o desafio de assimilar e gerenciar tantas informações novas e tantas alterações nos hábitos de vida. Muitas vezes, o paciente não compreende o que está lhe acontecendo.

É fundamental que as orientações sejam realizadas de forma clara e simples, não só pelo volume de informações e pelo ineditismo destas, mas também pela constatação, em alguns estudos, da existência de alterações cognitivas nesse grupo de indivíduos. Pesquisas (Condé *et al.*, 2010; Guanaré *et al.*, 2016; Bossola *et al.*, 2011) demonstraram essa realidade. Metanálise realizada por Etgen *et al.* (2012) conclui que existe correlação entre o declínio cognitivo e a doença renal crônica independentemente do estágio; esse achado foi mais consistente nos pacientes que apresentavam filtração glomerular menor que 45 ml/min/1,73m^2.

Quanto ao risco de suicídio presente nessa população, é importante ressaltar que, na história da humanidade, esse ato tem uma trajetória de mitos e preconceitos. Esses pacientes têm dificuldades para relatar ao médico ou enfermeiro a presença desses pensamentos de forma direta; frequentemente afirmam: "A morte seria um descanso, não atrapalharia ninguém"; "Meu Deus, ficar nesse mundo, nesse sofrimento? Se Deus me levasse seria melhor"; "Para viver dessa forma, seria melhor dormir" (referindo-se à morte). Ampliar a escuta para alcançar o real significado dessas expressões é necessário, porém nem sempre fácil – em virtude das demandas inerentes às atividades de uma unidade de diálise e à ausência de capacitação para lidar com essas situações –, o que frequentemente resulta em receios infundados quanto ao tema.

Para melhor compreender o suicídio, recorremos às recomendações da Organização Mundial de Saúde (WHO) e a Durkheim, um dos primeiros a analisá-lo desprovido de julgamento moral. A definição de suicídio elaborada por esse autor (2008, p. 13) é a seguinte: "Todo caso de morte que resulta direta ou indiretamente de um ato positivo ou negativo praticado pela própria vítima, ato que a vítima sabia dever produzir esse resultado".

Já a OMS (WHO, 2016) informa que suicídios são preveníveis. As medidas de prevenção recomendadas são: restrição do acesso aos meios de suicídio, tais como pesticidas e armas de fogo; redução do uso abusivo de álcool; identificação precoce das pessoas portadoras de transtornos mentais, dor crônica e estresse agudo; acompanhamento e apoio comunitário das pessoas que tentaram suicídio.

O documento da OMS (WHO, 2012) denominado *Public health action for the prevention of suicide* recomenda como estratégia de prevenção o treinamento de pessoas que estão em contato direto com esses indivíduos, como os membros da atenção básica de saúde e equipes de emergência, professores, líderes comunitários, líderes religiosos e espirituais.

A referida publicação é um convite para que todos sejamos membros dessa rede de proteção do suicídio. Em especial, acreditamos que os líderes religiosos/espirituais têm papel relevante no gerenciamento das limitações e dos desafios impostos pela doença. Além disso, pesquisas sugerem melhoras clínicas importantes obtidas com a espiritualização dos indivíduos. Segundo Lucchetti *et al.* (2010), estudos indicam uma associação positiva entre religiosidade/espiritualidade e desfechos clínicos e laboratoriais. De acordo com Botega (2006), pessoas mais ligadas à religião apresentam menor índice de suicídio.

Compreendemos a espiritualidade da mesma forma que Koenig *et al.* (2001): como "uma busca pessoal de compreensão das questões últimas acerca da vida, do seu significado, da relação com o sagrado e transcendente" (*ibidem*, p. 18). Inserir a espiritualidade nos cuidados com os pacientes aponta para uma "possibilidade terapêutica, mais integrativa [...], complementar e não alternativa, como às vezes é sugerida pelo senso comum" (Loureiro *et al.*, 2015, p. 38) – o que nos conduz a uma visão menos reducionista a respeito da pessoa que está sob nossos cuidados profissionais.

Acreditamos que compreender o papel da espiritualidade na qualidade de vida dos indivíduos é fundamental para qualificar a atenção à saúde dos pacientes. Porém, o assunto ainda encontra dificuldade na rotina de cuidados, não só pela equipe de profissionais – que muitas vezes a considera um tema de competência apenas dos teólogos – como pelo próprio paciente, que pode compreender espiritualidade/religião e cuidados com a saúde como incompatíveis.

Respeitar a espiritualidade/religiosidade dos pacientes é um dever da equipe de saúde. As recomendações técnicas para a assistência integral em nossa Constituição Federal (Brasil, 1988) garantem assistência religiosa. A Lei n. 9.982 (Brasil, 2000) institui o acesso de todos os religiosos aos hospitais, quer sejam públicos ou privados. No caso das unidades de diálise, ressaltamos que estas podem estar localizadas fora de hospitais, mas isso não deve ser impeditivo para que o paciente receba esse tipo de cuidado.

Entendemos que o êxito da terapêutica do paciente portador de doença renal crônica se apoia na visão integral do cuidado, o qual deve ser realizado por equipe interdisciplinar, em que todos são fundamentais. Não se deve esquecer que o protagonista dessa ação é o paciente, o qual precisa estar completamente incluído nas decisões relativas ao seu tratamento, pois também é responsável por elas.

REFERÊNCIAS

BASTOS, M. G.; KIRSZTAJN, G. M. "Doença renal crônica: importância do diagnóstico precoce, encaminhamento imediato e abordagem interdisciplinar estruturada para melhora do desfecho em pacientes ainda não submetidos à diálise". *Jornal Brasileiro de Nefrologia*, v. 33, n. 1, 2011, p. 93-108.

BOFF, L. *Saber cuidar: ética do humano*. Petrópolis: Vozes, 1999.

BOSSOLA, M. *et al.* "Mini mental state examination over time in chronic hemodialysis patients". *Journal of Psychosomatic Research*, v. 71, n. 1, 2011, p. 50-54.

Botega, N. J. *et al.* "Prevenção do comportamento suicida". *Psico,* v. 37, n. 3, 2006, p. 5.

Brasil. *Constituição da República Federativa do Brasil.* Brasília: Senado Federal, 1988.

______. Lei n. 9.982, de 14 de julho de 2000. Dispõe sobre a prestação de assistência religiosa nas entidades hospitalares públicas e privadas, e dá outras providências. *Diário Oficial da União,* 17 jul. 2000, seção 1, p. 3.

Chen, C.-K. *et al.* "Depression and suicide risk in hemodialysis patients with chronic renal failure". *Psychosomatics,* v. 51, n. 6, 2010, p. 528-528.e6.

Condé, S. A. L. *et al.* "Declínio cognitivo, depressão e qualidade de vida em pacientes de diferentes estágios da doença renal crônica". *Jornal Brasileiro de Nefrologia,* v. 32, n. 3, 2010, p. 242-48.

Couser, W. G. *et al.* "The contribution of chronic kidney disease to the global burden of major noncommunicable diseases". *Kidney International,* v. 80, n. 12, 2011, p. 1258-70.

Coutinho, N. P. S.; Tavares, M. C. H. "Atenção ao paciente renal crônico, em hemodiálise, sob a ótica do usuário". *Cadernos de Saúde Pública,* v. 19, 2011, p. 232-39.

Durkheim, E. *O suicídio.* São Paulo: Martin Claret, 2008.

Etgen, T. *et al.* "Chronic kidney disease and cognitive impairment: a systematic review and meta-analysis". *American Journal of Nephrology,* v. 35, n. 5, 2012, p. 474-82.

Guanaré, V. C. S. da C. *et al.* "Fatores associados à função cognitiva de pacientes com doença renal crônica". *Cadernos de Terapia Ocupacional da UFSCar,* v. 24, n. 2, 2016, p. 287-96.

Keskin, G.; Engin, E. "The evaluation of depression, suicidal ideation and coping strategies in hemodialysis patients with renal failure". *Journal of Clinical Nursing,* v. 20, n. 19-20, 2011, p. 2721-32.

Koenig, H. *et al. Handbook of religion and health.* Nova York: Oxford University Press, 2001.

Loureiro, A. C. T. *et al.* "Espiritualidade como fator de proteção do suicídio". *Revista Brasileira de Psicologia,* v. 2, n. 2, 2015, p. 33-40.

Lucchetti, G. *et al.* "Influência da religiosidade e espiritualidade na hipertensão arterial sistêmica". *Revista Brasileira de Hipertensão,* v. 17, n. 3, 2010, p. 186-88.

MOURA JUNIOR, J. A. *et al.* "Prevalência de transtornos psiquiátricos em pacientes em hemodiálise no estado da Bahia". *Jornal Brasileiro de Psiquiatria*, v. 55, n. 3, 2006, p. 178-83.

______. "Risco de suicídio em pacientes em hemodiálise: evolução e mortalidade em três anos". *Jornal Brasileiro de Psiquiatria*, v. 57, n. 1, 2008, p. 44-45.

MONTILLA, C, M. P.; DUSCHEK, S.; DEL PASO, G. A. R. "Calidad de vida relacionada con la salud en la enfermedad renal crónica: relevancia predictiva del estado de ánimo y la sintomatología somática". *Nefrología*, v. 36, n. 3, 2016, p. 275-82.

NATIONAL KIDNEY FOUNDATION. "K/DOQI – Clinical practice guidelines for chronic kidney disease: evaluation, classification and stratification". *American Journal of Kidney Disease*, v. 39, supl. 1, 2002, p. S1-S266.

SESSO, R. C. *et al.* "Inquérito Brasileiro de Diálise Crônica 2014". *Jornal Brasileiro de Nefrologia*, v. 38, n. 1, 2016, p. 54-61.

STASIAK, C. E. S. *et al.* "Prevalência de ansiedade e depressão e suas comorbidades em pacientes com doença renal crônica em hemodiálise e diálise peritoneal". *Jornal Brasileiro de Nefrologia*, v. 36, n. 3, 2014, p. 325-31.

WORLD HEALTH ORGANIZATION. *Public health action for the prevention of suicide – A framework.* Genebra: WHO, 2012. Disponível em: <http://apps.who.int/iris/bitstream/10665/75166/1/9789241503570_eng.pdf>. Acesso em: 17 mar. 2018.

______. *Suicide: facts sheet.* Genebra: WHO, 2016. Disponível em: <http://who.int/mediacentre/factsheets/fs398/en/>. Acesso em: 17 mar. 2018.

8.
Cuidados com o paciente oncológico

Marcello Ferretti Fanelli
e Maria Luiza Faria Nassar de Oliveira

INTRODUÇÃO

Segundo a International Agency for Research on Cancer (IARC), em 2012 foram diagnosticados cerca de 14 milhões de casos novos de câncer no mundo, com 8,2 milhões de óbitos causados pela doença. Em 2030, a incidência mundial deve ser de 21,7 milhões de casos novos, com 13 milhões de óbitos. Embora o câncer seja mais incidente nos indivíduos com mais idade (45 a 75 anos), a doença pode acometer os indivíduos ao longo de todo o curso da vida (Ferlay *et al.*, 2013).

Obviamente, os receios, expectativas e necessidades variam de acordo com a fase da vida na qual o paciente se encontra, com a perspectiva do tratamento e até mesmo com o grau de entendimento de todo o processo de diagnóstico e tratamento.

Se considerarmos que a saúde do indivíduo depende de um equilíbrio entre corpo, mente e ambiente, é importante rever alguns conceitos técnicos sobre o câncer e seu tratamento antes de enfocarmos propriamente seus aspectos psicológicos.

DEFINIÇÃO DE CÂNCER

A palavra "câncer" vem do latim e significa caranguejo. O motivo para tal significado se dá pelo formato do animal e pela característica de "agarrar e não soltar". O termo câncer se refere a um crescimento celular anômalo, com capacidade de invadir estruturas vizinhas e disseminar-se a distância, levando o paciente ao óbito. Cabe ressaltar que nem todo tumor é um câncer. A relação entre a doença e o crustáceo parece um tanto distante, mas o sentimento de ter um caranguejo preso a uma parte do corpo nos faz imediatamente pensar numa forma de nos livrar dele rapidamente.

Nos últimos anos, com o sequenciamento do genoma humano, temos assistido a uma grande evolução no conhecimento da genética do câncer. Tal conhecimento deixa claro que o câncer é uma doença genética, abrindo uma janela para o desenvolvimento de terapias dirigidas contra alterações específicas (Jamieson, Chang e Biankin, 2015). Esse conceito é muito importante e não deve ser confundido com doença hereditária, uma vez que hereditariedade significa a transmissão da doença de uma geração para outra. Na imensa maioria dos casos, o câncer é uma enfermidade esporádica, causada por acúmulo de mutações ao longo da vida, induzida por agentes externos (tabaco, álcool, vírus, radiações ionizantes etc.) ou por simples erros na replicação celular ocorridos ao acaso (Kulkarni e Carley, 2016).

A individualização genotípica também permitiu aos oncologistas tratamentos mais específicos, menos agressivos e mais efetivos no controle da doença. Apesar dos avanços, muitos desses novos tratamentos ainda têm caráter paliativo e a cura continua a depender do diagnóstico precoce da doença.

ALTERAÇÕES ORGÂNICAS CAUSADAS PELA DOENÇA

Uma característica básica do tumor é o crescimento local, com invasão das estruturas vizinhas. Muitas vezes, a percepção dos sinais e sintomas da doença podem ser precocemente manifestadas ou percebidas. Por outro lado, em espaços mais amplos - como a cavidade abdominal ou a caixa torácica –, eles podem aparecer tardiamente, quando a doença já está em estágio mais avançado. Sintomas inespecíficos, como febre e perda ponderal podem estar presentes de maneira independente à topografia do tumor. Os demais sintomas localizatórios podem diferir muito de paciente para paciente, devendo ser observados quanto a cronicidade, intensidade e modificação evolutiva. Só depois de obter essas informações o médico poderá, junto com o paciente, julgar a necessidade de investigação complementar. Cabe lembrar que a presença desses sintomas de maneira isolada não significa necessariamente a presença de câncer.

Topografia do tumor	Possíveis sinais e sintomas
Crânio	Dor de cabeça, tonturas, náuseas
Cabeça e pescoço	Tosse, engasgamento, rouquidão, dor local, dor e dificuldade de deglutição
Tórax	Dor torácica, tosse, expectoração sanguinolenta, falta de ar, dor e dificuldade de deglutição
Abdome	Dificuldade de digestão, dor abdominal, náuseas ou vômitos, dificuldade de evacuar, sangramento nas fezes
Trato urinário	Sangue na urina, dificuldade de micção
Trato genital	Sangramento vaginal, dor local, sangramento
Mama	Nódulos, saída de secreção pelo mamilo, alteração na pele da mama
Pele	Aparecimento de feridas ou lesões escurecidas

PRINCÍPIOS DE DIAGNÓSTICO E TRATAMENTO ONCOLÓGICO

O primeiro passo dado pelo médico, ao suspeitar de um câncer, é obter material para biópsia. O exame anatomopatológico, seguido de uma complementação por exame imuno-histoquímico é a ferramenta cabal para estabelecer o diagnóstico definitivo.

A seguir, inicia-se o processo de estadiamento. Nessa etapa, realizam-se exames radiológicos para definir o tamanho do tumor, descobrir se comprometimento linfonodal regional e se existe doença a distância.

Na maior parte das vezes, o diagnóstico precoce da doença está relacionado com uma grande possibilidade de cura. Entretanto, quando existe metástase, a cura só é possível em uma pequena parcela dos casos. Dessa forma, o tratamento oncológico pode ser dividido, grosseiramente, em curativo e paliativo.

O tratamento pode ser multimodal, combinando cirurgia, radioterapia, quimioterapia e bloqueio hormonal, nas diferentes etapas de evolução da doença ou não. O que determina a utilização dos diferentes métodos de tratamento são as características de cada doença e de cada paciente.

O princípio fundamental da cirurgia oncológica é a ressecção completa do tumor com margem de segurança adequada. Tal modalidade costuma ser empregada em doença localizada. Na doença metastática, a cirurgia perde espaço, sendo indicada apenas em situações muito específicas (Matula *et al.*, 2009).

A radioterapia, que pode ser empregada na doença localizada ou metastática, tem a finalidade de melhorar a capacidade de cura ou de tratar sintomas relacionados à doença local (Baumann *et al.*, 2016).

Já a quimioterapia costuma ser usada com finalidade de cura, antes ou depois do tratamento local (quimioterapia neoadjuvante ou adjuvante), podendo ser curativa exclusiva (casos de linfomas e leucemias) ou ainda paliativa, no caso de doença metastática (Palumbo *et al.*, 2013).

ALTERAÇÕES ORGÂNICAS CAUSADAS PELO TRATAMENTO

Muitas vezes o tratamento do câncer é agressivo, independentemente da modalidade empregada.

Na doença localizada, a cirurgia implica, em boa parte dos casos, a necessidade de retirada total ou parcial dos órgãos envolvidos. Podem ocorrer danos às estruturas vizinhas à lesão, como vasos sanguíneos, nervos ou ligamentos. Alterações em funções básicas como fala, deglutição, capacidade de ingestão alimentar, digestão, eliminação de fezes, disfunção sexual, controle esfincteriano, locomoção e realização de atividades físicas por vezes acontecem. Mais recentemente, técnicas menos invasivas têm ganhado espaço, visando poupar o paciente de ressecções amplas e minimizando o desconforto e as sequelas pós-cirurgia.

Quanto à radioterapia, durante muito tempo foram utilizados equipamentos conhecidos como "bombas de cobalto". Para tratar de maneira efetiva o local da doença, esses aparelhos irradiavam também estruturas vizinhas, trazendo muitos efeitos secundários, tanto agudos como em longo prazo. Aos poucos, eles vêm sendo substituídos por equipamentos mais modernos, capazes de proporcionar tratamentos mais efetivos e menos agressivos – ou seja, permitindo doses maiores e mais concentradas de radiação nas lesões-alvo, poupando as estruturas saudáveis dos efeitos nocivos do tratamento.

O tratamento medicamentoso (quimioterapia, imunoterapia ou bloqueio hormonal) pode ser empregado em muitas fases da evolução de um tumor, tendo caráter curativo ou paliativo, como vimos. Dificilmente usa-se um medicamento oncológico sem que haja algum tipo de efeito secundário. Os efeitos secundários podem ser transitórios ou não, intensos ou fracos; tudo depende da dose e da frequência utilizadas, bem como de características fisiológicas ou metabólicas de cada paciente. Os sintomas podem se apresentar nas seguintes formas: alopecia, *rash* cutâneo, pele seca; náuseas, vômitos, diarreia, mucosite oral, constipação intestinal, alteração de paladar; falta de ar (fibrose pulmonar); hipertensão arterial, insuficiência cardíaca; insuficiência renal; alteração de função hepática; dor muscular; alteração de sensibilidade; diminuição na contagem de células do sangue; disfunção sexual; amenorreia; infertilidade.

DISTÚRBIOS PSIQUIÁTRICOS NO PACIENTE ONCOLÓGICO

Cerca de 50% dos pacientes com câncer apresentarão, durante o curso da doença ou do tratamento, distúrbios emocionais. Os pacientes de maior risco são aqueles com doença avançada, doença psiquiátrica prévia e dor mal controlada. Os problemas mais frequentes são: depressão, transtorno de adaptação, ansiedade e *delirium* (Derogatis et al., 1983).

A depressão é muito frequente em pacientes com diagnóstico de câncer. Em uma pesquisa norte-americana que avaliou mais de 21 mil pacientes, a depressão maior foi encontrada em 6% a 13% dos casos. Porém, em outras publicações, esse número atingiu 35%. Apesar das dificuldades metodológicas para demonstrar tais resultados, a depressão pode ter impacto negativo no resultado do tratamento oncológico e até mesmo aumentar a probabilidade de um indivíduo vir a desenvolver neoplasia. Os principais fatores de risco associados ao diagnóstico são: história prévia de depressão, presença de sintomas relacionados ao câncer e idade menor que 50 anos. O diagnóstico não é simples, uma vez que sintomas causados pelo câncer ou pelo próprio tratamento (perda de apetite, fadiga, distúrbios de sono induzidos por medicamentos) por vezes se apresentam de maneira sobreposta.

Para o diagnóstico de depressão maior, a presença de cinco ou mais dos sintomas citados a seguir devem estar presentes por um período consecutivo de duas semanas, representando alteração no padrão de comportamento do indivíduo: sentir-se deprimido, quase todos os dias, na maior parte do dia; menor interesse em realizar atividades habituais, quase todos os dias, na maior parte do dia; diminuir de peso sem dieta (perda de mais de 5% do peso habitual); insônia ou hipersonia diária, quase todos os dias; agitação psicomotora; fadiga quase diária; sentimentos de inutilidade ou culpa excessiva ou inapropriada quase todos os dias; diminuição da capacidade de pensamento ou de tomar decisões quase todos os dias; pensamento de morte ou intenção suicida recorrente ou tentativa de suicídio.

A abordagem multiprofissional é fundamental para um tratamento adequado do quadro – além da farmacoterapia, que pode ser utilizada em casos de depressão moderada ou grave. Existem várias classes de antidepressivos, com perfis próprios de efeitos terapêuticos e colaterais. A escolha do medicamento deve levar em conta os sintomas apresentados pelo paciente, eventuais interações medicamentosas e efeitos colaterais (Ostuzzi *et al.*, 2015).

É importante ressaltar que alguns antidepressivos – fluoxetina, paroxetina e sertralina – podem inibir o metabolismo do Tamoxifeno, medicamento bloqueador de estrógeno usado no tratamento do câncer de mama, embora estudos recentes não tenham demonstrado impacto na sobrevida. Apesar disso, damos preferência ao uso de citalopram ou venlafaxina (Haque *et al.*, 2016).

O transtorno de adaptação tem como característica essencial o desenvolvimento de sintomas emocionais ou comportamentais significativos em resposta a um ou mais estressores psicossociais identificáveis. Os sintomas devem desenvolver-se num período de três meses após o início do(s) agente(s) estressor(es). A importância clínica da reação é indicada por um acentuado sofrimento, que excede o que seria esperado ou por um prejuízo significativo no funcionamento social ou profissional (ou acadêmico). Pessoas com esse tipo de distúrbio costumam responder muito bem à psicoterapia. Suporte social e medidas de enfrentamento à doença pelo paciente são fundamentais.

O diagnóstico de ansiedade, muitas vezes, constitui um grande desafio, uma vez que pode estar camuflado entre sintomas físicos ou psicológicos. Os pacientes apresentam tensão, insônia, vigilância, desconforto respiratório, preocupação, sensação de formigamento e bruxismo. Numa tradução mais precisa, medo, preocupação ou apreensão seriam os termos adequados. O tratamento não farmacológico da ansiedade inclui psicoterapia e intervenção comportamental. A orientação e o apoio familiar são fundamentais para auxiliar os pacientes com esse diagnóstico. O tratamento farmacológico, geralmente com benzodiazepínicos, é indicado por períodos curtos. (Holland, 1989).

O *delirium* é uma doença sem etiologia definida, caracterizada por alterações de consciência, atenção, raciocínio, percepção, comportamento, memória, emoção e ciclo sono-vigília. A incidência em pacientes portadores de neoplasia é elevada, variando entre 15% a 75%. Em pacientes hospitalizados por longos períodos ou submetidos a tratamentos mais agressivos, a incidência por vezes é ainda maior. O quadro pode ser desencadeado por doenças do sistema nervoso central ou em consequência de outras doenças ou medicamentos, podendo ser multifatorial. Existem alguns relatos de *delirium* associado a agentes quimioterápicos; porém, a relação com corticosteroides é mais substancial. O tratamento do *delirium* consiste em descobrir as causas da doença e afastar eventuais fatores. Quando medidas de suporte não são suficientes, a sedação pode ser necessária. O Haloperidol é a droga de escolha para esses pacientes (O'Mahony *et al.*, 2011).

ASPECTOS PSICOLÓGICOS DIANTE DO CÂNCER

Quando o indivíduo é acometido por um câncer, muitos sentimentos florescem. Perda de autoestima, alteração da imagem corporal e medo do óbito são alguns deles. A melhor maneira de ajudar o paciente a superar as etapas iniciais desse processo é esclarecer todos os aspectos da doença, do tratamento e do prognóstico. Entretanto, nem sempre esse processo de comunicação é retilíneo e fácil de ser implementado.

Elizabeth Kübler-Ross (1988) foi a primeira autora a estudar de forma sistemática a adaptação psicológica de pessoas que receberam o diagnóstico de doença oncológica com prognóstico reservado. Entrevistando doentes oncológicos, ela percebeu a existência de várias fases de adaptação possíveis – negação, revolta, barganha, depressão e aceitação –, que não são obrigatórias nem ocorrem na mesma ordem. Inclusive, várias fases podem coexistir. A autora também concluiu que nem todos os doentes enfrentam todas as fases identificadas, embora experimentem, em geral, pelo menos duas delas. Ainda que descritas originalmente da observação de doentes oncológicos em fase terminal, essas tarefas de adaptação podem ser vivenciadas em outras situações de perda ou alteração, sentidas como significativas e as quais o indivíduo não tem capacidade ou possibilidade de modificar. Ou, se assim o fizesse, isso acarretaria maior sofrimento.

É importante que os profissionais de saúde conheçam essas fases de adaptação para que compreendam as reações dos doentes diante da angústia da doença e da morte e lhes propiciem a ajuda adequada.

A doença oncológica é acompanhada de acentuado sofrimento psicológico, que atinge o doente e a família. O doente enfrenta, a partir do momento do diagnóstico, um conjunto de mecanismos e de comportamentos de adaptação à doença e a suas circunstâncias. A grande prevalência de quadros de ansiedade e depressão no seu percurso é mais acentuado na fase terminal.

Diante desses fatores, é importante traçar um plano terapêutico global integrado aos cuidados somáticos e psicológicos em todos os estágios da doença oncológica.

Possivelmente não existe uma forma única de reação psicológica à doença oncológica que se possa considerar adequada. Cada doente lida com a enfermidade de forma pessoal e individual; porém o fato de alguns pacientes oncológicos tenderem a reprimir a expressão de suas emoções pode contribuir para o aumento dos níveis de ansiedade e depressão. Em contrapartida, aqueles que utilizam estratégias focadas no problema e procuram apoio psicológico conseguem manter a autoestima elevada, melhor qualidade de vida e melhor adaptação à doença.

Muitas das dificuldades encontradas por pacientes e profissionais de saúde estão relacionadas às expectativas e necessidades diferentes desses indivíduos. Do ponto de vista cultural, temos grande dificuldade de aceitar situações difíceis relacionadas à vida, à morte e até mesmo à doença. Logicamente, a necessidade de compreensão de um tratamento curativo é mais aguda e direta. Ou seja, se para salvar a vida de um paciente for preciso realizar uma cirurgia ampla ou um tratamento quimioterápico com maior potencial de toxicidade temos, como profissionais da saúde, o dever de dar todo tipo de informação e suporte para que o paciente e seus familiares possam compreender o tratamento para alcançar esse nobre fim.

A experiência e a sensibilidade do médico, assim como a preocupação manifestada e a disponibilidade na prestação de cuidados ao longo da evolução da doença são enormes fontes de apoio para o doente e a família. Um dos aspectos importantes para uma pessoa em fase terminal é a possibilidade de falar sobre sua morte. O médico deve abordar essa temática, disponibilizando o seu tempo para ouvir e partilhar experiências.

Entretanto, muitas vezes lidamos com tratamentos de caráter paliativo. Nesse cenário, alguma subjetividade ganha espaço e inúmeros questionamentos podem ser feitos. Em geral, as indagações são relacionadas à eficácia do tratamento sugerido, aos efeitos secundários deste e à qualidade de vida em função da doença. Aspectos culturais, religiosos, idade em que o diagnóstico de câncer foi feito e estrutura familiar têm grande peso na aceitação de sua condição pelo paciente.

Alguns exemplos:

- Paciente idoso, cercado de cuidadores, diagnosticado com câncer incurável. Ele deve, necessariamente, ser informado sobre o prognóstico da doença? A informação pode induzir ou piorar quadros depressivos? Ou pode-se pensar que essa pessoa tem o direito de saber o que vai lhe acontecer, para planejar seus últimos dias, fazer alguma coisa que gostaria muito de ter feito e ainda não o fez?
- Paciente jovem, filhos pequenos, portador de doença grave. Devemos informar tudo, para que um planejamento familiar futuro seja realizado? Ou, se agirmos dessa forma, podemos induzir algum grau de desespero em toda a família caso esta não tenha um suporte adequado?

Fato é que não existe uma fórmula única para lidar com essas situações. Os profissionais devem agir de forma integrada para reconhecer em cada indivíduo a melhor maneira de ajudar.

Diversos aspectos da doença são capazes de desencadear reações emocionais intensas e prolongadas. A incerteza em relação ao futuro, o sofrimento e a dor física, a dependência, a perda de controle sobre os acontecimentos, os efeitos secundários dos tratamentos, a recidiva da doença e os problemas da separação e da morte têm grande impacto psicológico.

Sabemos que muitos tratamentos oncológicos causam transtornos físicos aos pacientes. Por exemplo: o tratamento de dois cânceres muito frequentes – mama e próstata – é a castração temporária ou definitiva. Podemos imaginar o impacto que uma abordagem como essa causa em uma mulher ou homem em idade precoce, uma vez que passam a lidar com perda de libido, impotência, alteração na distribuição de pelos e gordura, risco de osteoporose etc.

Outra situação difícil origina-se dos efeitos da quimioterapia. Imaginem o paciente que permite ser tratado com uma substância que o fará perder os cabelos, vomitar, ter diarreia, fraqueza e outros tantos sintomas.

Certamente, toda a complexidade dos fatos expostos também coloca nosso paciente em uma frágil situação social, tanto no contexto familiar como no profissional. Muitos enfrentam o divórcio ou o medo de perder posto de trabalho. Tudo isso deve ser cuidadosamente abordado e considerado no momento de informar o paciente e seus familiares sobre uma doença grave que exige tratamento tão complexo.

Diante de tudo que foi exposto, existe um traço comum presente em todos aqueles que recebem o diagnóstico de câncer: a esperança. É ela que permite que se sujeitem a exames e tratamentos médicos na expectativa de encontrar a cura.

REFERÊNCIAS

BAUMANN, M. *et al.* "Radiation oncology in the era of precision medicine". *Nature Reviews Cancer*, v. 16, n. 4, abr. 2016, p. 234-49.

CARVALHO, V. A. *et al.* (org.). *Temas em psico-oncologia.* São Paulo: Summus, 2008.

DEROGATIS, L. R. *et al.* "The prevalence of psychiatric disorders among cancer patients". *JAMA*, v. 249, n. 6, fev. 1983, p. 751-57.

FERLAY, J. *et al.* "Cancer incidence and mortality worldwide: IARC CancerBase". *GLOBOCAN*, 2012, v. 1, n. 1. Lyon: International Agency for Research on Cancer, 2013.

HAQUE, R. *et al.* "Tamoxifen and antidepressant drug interaction in a cohort of 16,887 breast cancer survivors". *Journal of the National Cancer Institute*, v. 108, n. 3, 2016.

HOLLAND, J. C. "Anxiety and cancer: the patient and the family". *Journal of Clinical Psychiatry*, v. 50, supl. 20, 1989.

JAMIESON, N. B.; CHANG, D. K.; BIANKIN, A. V. "Cancer genetics and implications for clinical management". *Surgical Clinics of North America*, v. 95, n. 5, out. 2015, p. 919-34.

KÜBLER-ROSS, E. *Sobre a morte e o morrer*. São Paulo: Martins Fontes, 1998.

KULKARNI, A.; CARLEY, H. "Advances in the recognition and management of hereditary cancer". *British Medical Bulletin*, v. 120, n. 1, dez. 2016, p. 123-38.

MATULA, S. R. *et al.* "Quality of care in surgical oncology". *Cancer Control*, v. 16, n. 4, out. 2009, p. 303-11.

O'MAHONY, R. *et al.* "Synopsis of the National Institute for Health and Clinical Excellence guideline for prevention of delirium". *Annals of Internal Medicine*, v. 154, n. 11, jun. 2011, p. 746-51.

OSTUZZI, G. *et al.* "Antidepressants for the treatment of depression in people with cancer". *Cochrane Database of Systematic Reviews*, v. 6, jun. 2015.

PALUMBO, M. O. *et al.* "Systemic cancer therapy: achievements and challenges that lie ahead". *Frontiers in Pharmacology*, v. 4, n. 57, maio 2013, p. 1-9.

9.
Cuidados paliativos no século 21

Daniel Neves Forte
e Daniela Achette

O CONCEITO DE CUIDADOS PALIATIVOS NO SÉCULO 21

Segundo a definição de 2002 da Organização Mundial de Saúde (OMS), os cuidados paliativos constituem

> uma abordagem para cuidar de sofrimento e promover a qualidade de vida de pacientes e familiares que enfrentam doenças ameaçadoras. Procura-se primariamente a prevenção e o alívio de sintomas de sofrimento físico, psíquico, social e espiritual, entendendo que a morte faz parte da vida sem, no entanto, antecipá-la nem mesmo adiá-la a qualquer custo. (WHO, s/d)

A fim de que seja oferecido cuidado paliativo de qualidade, supõe-se o respeito à autonomia do paciente, aos seus valores de vida e às suas preferências sobre como gostaria de ser cuidado caso enfrentasse uma situação de fim de vida (Strand, Kamdar e Carey, 2013).

Por muito tempo se entendeu que o cuidado paliativo deveria começar quando uma doença se caracterizasse como incurável e irreversível. Quando se "fechava o prognóstico", e "não havia nada mais a fazer" pelo paciente, iniciava-se o cuidado paliativo. Essa abordagem mostrou inúmeras limitações: com o desenvolvimento de novas tecnologias e possibilidades de intervenção, essa transição era cada vez mais postergada e o atendimento acabava ocorrendo nos últimos dias ou horas de vida do paciente. Mais ainda, a transição acontecia de forma abrupta, com pacientes e famílias frequentemente sentindo-se abandonados, despreparados e desamparados diante de uma morte que se apresentava iminente. Além disso, mudava não apenas o foco do cuidado como a equipe que cuidava, rompendo-se por vezes um vínculo de meses ou anos.

Existia uma separação ideológica e cronológica, o que provavelmente muito contribuiu para distorções e preconceitos em relação à indicação dos cuidados paliativos (WHO, 2002). Felizmente, há um movimento crescente que vem repensando esse modelo de indicação, na tentativa de integrar o cuidado paliativo em momentos precoces ao tratamento ativo de uma doença grave.

Desde 2002, a OMS recomenda uma abordagem diferente para uma antiga situação (Strand, Kamdar e Carey, 2013). O modelo "tudo ou nada", no qual o cuidado paliativo entrava apenas nas situações de fim de vida, foi substituído por um conceito muito mais abrangente. Hoje, entende-se que o cuidado ao fim da vida seja talvez o cerne dos cuidados paliativos, mas estes são muito mais amplos. Conforme orientam a OMS (WHO, 2002), o Conselho Regional de Medicina de São Paulo (Oliveira, 2008), a Associação de Medicina Intensiva do Brasil (Moritz *et al.*, 2011), a American Thoracic Society (Lanken *et al.*, 2008), a American Society of Clinical Oncology (Ferrel *et al.*, 2017), o cuidado paliativo deve começar no momento do diagnóstico de uma doença grave e ameaçadora à vida. Embora estejam cada vez mais integrados aos cuidados oncológicos contemporâneos, permanecem as barreiras ao envolvimento de cuidados paliativos no cuidado de pacientes não oncológicos com uma doença grave. Atualmente, a integração da abordagem com pacientes com doença pulmonar obstrutiva crônica (DPOC) grave, insuficiência cardíaca congestiva avançada (ICC), hipertensão pulmonar, doença renal terminal, doenças neurodegenerativas e em Unidade de Terapia Intensiva vem se ampliando; porém há um longo caminho a ser percorrido na formação dos profissionais e na discussão sobre benefícios relacionados à precocidade da indicação (WHO, 2002).

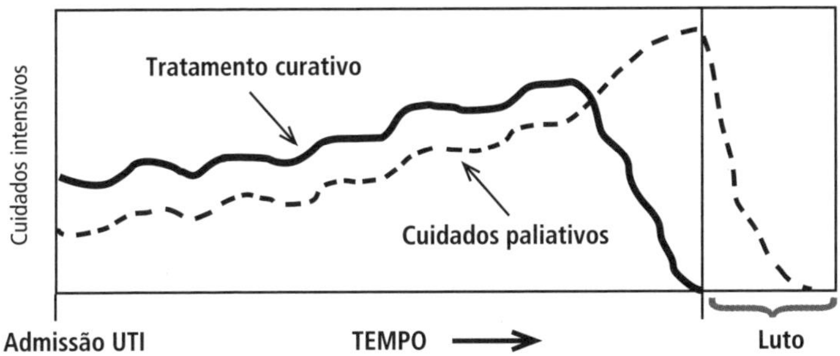

Figura 1: Integração do cuidado paliativo para abordagem do sofrimento integrado ao tratamento da doença, conforme recomendação da OMS 2002 (adaptado de Lanken *et al.* 2008).

Durante a evolução da doença os cuidados curativos e paliativos andam lado a lado, não sendo excludentes, tendo os diversos profissionais envolvidos no cuidado contribuições a propor para o controle de sintomas, sejam eles físicos, emocionais ou espirituais. Nos períodos de exacerbação ou descompensação da doença, junto com a intensificação do cuidado curativo deve haver a intensificação do cuidado paliativo, buscando-se controlar tanto a doença quanto os sintomas do sofrimento.

Algumas diretrizes indicam equipes mínimas (WHO, 2002; Gamondi, Larkin e Payne, 2013), e na prática interdisciplinar as diferentes especialidades e abordagens – médico, enfermeira, psicólogo, capelão, nutricionista, assistente social, fisioterapeuta, terapeuta ocupacional, entre outros – poderão contribuir no manejo de sintomas complexos e de difícil controle. Caso essa proposta de manejo multidimensional e interdisciplinar seja inserida precocemente, entende-se que a promoção da qualidade de vida será otimizada pela corresponsabilização entre paciente, família e equipe nas decisões tomadas na trajetória de tratamento e nos objetivos de cuidado. Além disso, a gestão dos sintomas e do sofrimento psicossocial e espiritual amplia o foco de cuidado: deixa-se de tratar a exclusivamente a doença e passa-se a tratar a pessoa que tem uma doença – uma pessoa com história, com valores e com um projeto existencial que necessita ser ouvido e considerado no momento de tomar decisões.

A conciliação precoce da abordagem paliativa com o tratamento ativo traz benefício para pacientes, famílias e profissionais envolvidos no cuidado (Strand, Kamdar e Carey, 2013). Por outro lado, há um crescente reconhecimento de que o aumento das intervenções invasivas em estágios avançados de uma doença grave não promove necessariamente sobrevida com qualidade de vida, muito pelo contrário. Atualmente, há evidências de que a integração precoce e simultânea dos cuidados paliativos às terapias modificadoras da doença tende a melhorar a qualidade de vida e a minimizar intervenções invasivas, pois colocam-se em pauta os valores do paciente e a proporcionalidade de tais condutas na história da "pessoa" em tratamento, trazendo inclusive mensurável ganho de sobrevida com melhor qualidade de vida (Temel *et al.*, 2010).

CUIDADOS PALIATIVOS E CUIDADO CENTRADO NA PESSOA

Em diferentes contextos e culturas há um acordo sobre os valores centrais entre os especialistas em cuidados paliativos: a necessidade de uma abordagem holística e individualizada que promova a autonomia e a dignidade do paciente (Radbruch e Payne, 2009).

Nesse sentido, a aproximação e a compreensão da biografia do paciente, da relação que ele e sua família estabelecem com o mundo, dos vínculos significativos, do contexto cultural e do sistema de valores e expectativas diante do adoecimento serão fundamentais para estabelecer um plano de cuidado centrado nas necessidades do paciente e de seus familiares.

O foco de uma abordagem centrada no paciente é a preservação da dignidade. Levando em conta o âmbito hospitalar, tratar e preservar esse valor é um desafio imposto a todos os profissionais que atuam em cuidado paliativo. As pessoas que recebem cuidados paliativos são um grupo que apresenta necessidades complexas no manejo de sintomas, sejam eles físicos, emocionais, sociais e/ou espirituais, e infelizmente a violação da dignidade não é incomum no ambiente hospitalar. Dada a elevada porcentagem de indivíduos com necessidade de cuidados paliativos que são admitidos no hospital durante seu último ano de vida, o oferecimento de dignidade, bem como o reforço e a preservação de cuidados, são de vital importância (Pringle, Johnston e Buchanan, 2015).

Mas como estabelecer um modelo no qual paciente, familiares e profissionais se corresponsabilizam pelas decisões relacionadas aos objetivos e condutas do tratamento? Essa construção impõe que o profissional esclareça e compreenda as expectativas do paciente, o que idealmente deveria ser abordado com este. Porém, em algumas situações, seja por impossibilidade clínica ou emocional da pessoa, tais aproximações da biografia e valores são realizadas por meio do cuidador responsável, devendo este preferencialmente ser designado pelo paciente. Outros aspectos são: entender o contexto psicossocial do paciente; alcançar um alinhamento entre paciente e equipe em relação às possibilidades de tratamento e preferências sustentadas pelos valores do paciente; e empoderamento do paciente, envolvendo-o ativamente nas decisões (Leblanc e Tulsky, 2015).

DOR TOTAL: O CUIDADO À PESSOA QUE SOFRE

Os especialistas em cuidados paliativos têm formação e conhecimentos especializados no controle da dor associada a doenças crônicas e graves, nas quais o manejo desse sintoma costuma ser desafiador. Os profissionais poderão lançar mão de opioides e adjuvantes não opioides, usando uma ampla gama de terapias farmacológicas e não farmacológicas (WHO, 2002).

A dor é uma experiência individual e subjetiva, e sua intensidade varia em decorrência de fatores como raça, sexo, idade, suporte social e cultural. Muitas vezes, ela não depende apenas do estímulo nociceptivo. Segundo a literatura, a dor acomete 60% a 90% dos pacientes com câncer avançado, e 30% a relatam como moderada a intensa. (WHO, 2002; Davis e Walsh, 2004; Rustoen *et al.*, 2003).

Os clínicos de cuidados paliativos podem ser mais úteis quando lidam com a dor no contexto de uma doença grave ou com risco de vida ou quando há sintomas concomitantes de não dor que afetam a experiência desse paciente. Exemplos de sintomas que modulam a experiência dolorosa são fadiga, depressão, raiva, medo da doença, ansiedade, sentimentos de falta de esperança e amparo (Oliveira, 2008; Brasil, 2001).

Além disso, dado que muitos pacientes enfrentam profundo sofrimento psicossocial e espiritual associado ao processo de adoecimento e às perdas impostas por esse processo, uma equipe especializada em cuidados paliativos tem competências para manejar sintomas que outras especialidades terão dificuldade de controlar. A compreensão da dor como um sofrimento multidimensional e modulado por diversas esferas surgiu com Dame Cicely Saunders na década de 1960. Saunders descreveu como "dor total" os múltiplos fatores que causam significativo impacto em todas as esferas da vida do paciente, sejam elas físicos, emocionais, sociais ou espirituais, resultando em piora da qualidade de vida. (Richmond, 2005).

Na dor total, reconhece-se a totalidade dinâmica da pessoa e aprimora-se a compreensão do papel que cada esfera apresenta na percepção, modulação e atribuição de significado à experiência dolorosa. Na prática cotidiana, o controle impecável da dor permite o acesso a sofrimentos mais profundos de natureza emocional e espiritual. Ao acessar o significado que o adoecimento representa para aquela pessoa e sua família, entendemos melhor que intervenções poderão trazer maior benefício, além obviamente de todo o controle farmacológico que é a prioridade em um momento agudo do sintoma. É sempre uma atuação interdisciplinar, pois os diversos olhares e modo de compreender a história trarão luz à experiência individual e subjetiva do paciente e da família que cuidamos.

Recursos não farmacológicos – como intervenções psicossociais (terapêuticas e/ou psicoterapêuticas breves); aconselhamento (*counseling*); psicoeducação; treino de relaxamento; terapias de solução de problemas; terapias integrativas – auxiliam sobremaneira no controle dos sintomas. Em nossa experiência, eles se apresentam como estratégias que ajudam a suprimir ou tolerar o que antes era percebido como desconforto, ampliam a percepção de si e da experiência dolorosa e resgatam sensações de prazer num corpo com registros de sofrimento (Breitbart *et al.*, 2009; Franklin e Cheville, 2011).

Os clínicos de cuidados paliativos também podem ajudar a identificar e encaminhar os pacientes para terapias de dor intervencionistas, como a administração intratecal de fármacos ou bloqueios neurolíticos para a dor refratária, e auxiliar na ponderação dos objetivos de atendimento de tais intervenções (WHO, 2002). Novamente a discussão sobre autonomia, dignidade e proporcionalidade se faz necessária, e nesse sentido a expertise na abordagem e comunicação de más notícias poderá favorecer a relação equipes-paciente-família.

Além da dor, náuseas, falta de ar (dispneia), fadiga, insônia, sede e boca seca (xerostomia) e constipação, entre outros sintomas de sofrimento físico, são foco de atenção nos cuidados paliativos. No entanto, para conseguir amenizar os desconfortos relacionados a tais sintomas são necessários conhecimentos e competências tradicionalmente marginalizados ou pouco desenvolvidos no ensino médico. Aprender a avaliar o paciente de maneira sistemática e a tratar sintomas é uma habilidade crucial no cuidado paliativo de qualidade. Isso pode ser feito tanto por equipes não especializadas que desenvolvam conhecimentos de cuidados paliativos (CP primário) ou por equipes especializadas, como um suporte extra de cuidado durante a doença. Na fase final de vida, esses conhecimentos tornam-se ainda mais necessários, seja pela redução das possibilidades de intervenção eficazes para a doença, seja pelo aumento de sintomas que acompanham a trajetória de enfermidades em fase avançada. (Gamondi, Larkin e Payne, 2013).

SOFRIMENTO EMOCIONAL E EXISTENCIAL EM PACIENTES E EM SEUS FAMILIARES

O diagnóstico de uma doença grave e potencialmente fatal abre a perspectiva de perdas em geral muito significativas. Assim, numa proposta de cuidado paliativo integrado, o suporte ao luto se faz necessário das fases mais precoces do tratamento ao momento em que o enfoque recai sobre o cuidado paliativo exclusivo. Ressalte-se o papel fundamental que o psicólogo desempenha na promoção de intervenções que favoreçam o enfrentamento das perdas vivenciadas nesse cenário, incluindo o suporte aos familiares enlutados. Vale lembrar que não raramente a equipe multiprofissional também necessita de suporte e intervenções para promover e manter a própria saúde mental e manter-se inteira e cuidando.

O adoecimento leva a uma perda provisória de sentido, e as pessoas vivenciam e enfrentam esse processo de modos bastante diversos.

Pompeia e Sapienza (2011) apontam quanto a morte de um sonho, aqui entendido como objetivo de vida, mostra ao indivíduo e àqueles que o rodeiam a falta de controle da própria vida. Quando falamos do cuidado centrado na pessoa, trabalhamos essa ideia; é preciso acolher a dor e a experiência de existir em tal condição. O profissional torna-se "confidente" e tem a possibilidade de construir com o paciente (e por vezes com seus familiares) o modo como será cuidado e os caminhos possíveis de elaboração e ressignificação a partir daquele momento.

Uma das competências fundamentais do profissional que atua com cuidados paliativos é a habilidade de dar suporte ao luto, que é diferente de terapia de luto. O apoio oferecido pela equipe multiprofissional, por exemplo, pode ser um elemento protetor no processo de elaboração do luto. Um exemplo disso é a abordagem empática na comunicação – abrir espaço para expressão de insegurança por parte de pacientes e familiares – e a escuta ativa, compreendendo que são habilidades que toda a equipe multidisciplinar poderá desenvolver. Já a terapia de luto será realizada apenas por profissionais de saúde mental em cenários específicos. Porém, no decorrer do adoecimento, que se abre com o diagnóstico e se estende após o óbito nas famílias e equipes enlutadas, é essencial o manejo desse processo, inclusive para prevenir quadros de luto complicado (Block, 2006).

No contexto hospitalar, o luto antecipatório é comumente observado, sendo entendido também como um processo de construção de significado (Franco, s/d). O luto antecipatório permite elaborar o luto pelo processo de adoecimento. Segundo Rando (2000), ele ajuda absorver a realidade da perda gradualmente, ao longo do tempo; a resolver questões pendentes com a pessoa doente (expressar sentimentos, perdoar e ser perdoado); a iniciar mudanças de concepção sobre vida e identidade; a fazer planos para o futuro de maneira que não sejam sentidos como traição ao doente (Franco, s/d).

A angústia e a ansiedade são sofrimentos comuns entre os pacientes com doença grave e estão fortemente ligadas à diminuição da qualidade de vida e ao confronto com projetos não realizados (Chochinov *et al.*, 2008; Block, 2000). Se haver com as realizações e abrir mão do que não poderá ser realizado – ou, ainda, perceber que precisará reinventar-se nas possibilidades que o adoecimento coloca –são percepções comumente trazidas pelos pacientes e por seus familiares. (Block, 2000; Periyakoil e Hallenbeck, 2002).

A distinção entre luto e depressão e, claro, a intervenção adequada para o momento é um desafio clínico substancial, dada a semelhança de muitos dos sinais e sintomas. Além disso, diversos sintomas neurovegetativos que comumente associamos à depressão são parte normal da doença grave (Chochinov *et al.*, 2008; Block, 2000). Com esses conceitos em mente, as equipes de cuidados paliativos podem cuidar melhor do sofrimento de pacientes e/ou familiares que vivem perdas significativas.

As equipes de cuidados paliativos trabalham com estratégias de intervenção psicológica e integrativas que favoreçam o senso de identidade (o que precisamos saber sobre a pessoa para cuidar melhor dela?) e a aproximação de situações que deem sentido e significado à experiência (quais são as pessoas ou atividades que podem promover interação com a vida?). O apoio psicossocial e espiritual também poderá melhorar o controle de outros sintomas, como dor intensa ou náusea intratável e melhorar significativamente o humor do paciente, o sentimento de esperança e a qualidade de vida. (Block, 2006; Chochinov *et al.*, 2008; Periyakoil e Hallenbeck, 2002). Muitos pacientes que enfrentam o fim da vida conseguem alcançar serenidade e aceitação de sua doença e morte iminente. Entre os fatores que contribuem para que o doente enfrente a doença e alcance a paz estão a comunicação e a confiança entre ele, a família e a equipe clínica; oportunidades de compartilhar medos e preocupações; e atenção meticulosa aos sintomas físicos e às preocupações psicológicas e espirituais. (Periyakoil e Hallenbeck, 2002). A oportunidade de compartilhar esperanças, preocupações e o que a doença significa é terapêutica para muitos (*ibidem*). É essa combinação de atenção meticulosa na abordagem multidimensional que preconiza o controle impecável de sintomas físicos, emocionais, sociais e espirituais.

REFERÊNCIAS

BLOCK, S. D. "Assessing and managing depression in the terminally ill patient. ACP-Asim End-of-Life Care Consensus Panel. American College of Physicians - American Society of Internal Medicine". *Annals of Internal Medicine*, v. 132, n. 3, 2000, p. 209-18.

______. "Psychological issues in end-of-life care". *Journal of Palliative Medicine*, v. 9, n. 3, 2006, p. 751-72.

BRASIL. Ministério da Saúde. Instituto Nacional de Câncer. *Cuidados paliativos oncológicos: controle da dor.* Rio de Janeiro: Inca, 2001.

BREITBART, W. *et al.* "Psychiatric aspects of pain management in patients with advanced cancer and Aids". In: CHOCHINOV, H. M.; BREITBART, W. (orgs.). *Handbook of psychiatric in palliative medicine.* 2. ed. Oxford: Oxford University Press, 2009.

CHOCHINOV, H. M. *et al.* "The patient dignity inventory: a novel way of measuring dignity related distress in palliative care". *Journal of Pain and Symptom Management,* v.36, n.6, 2008, p.559-71.

DAVIS, M. P.; WALSH, D. "Epidemiology of cancer pain and factors influencing poor pain control". *American Journal of Hospice and Palliative Medicine*, v. 21, n. 2, 2004, p.137-42.

FERREL, B. R. *et al.* "Integration of palliative care into standard oncology care: American Society of Clinical Oncology Clinical Practice Guideline Update". *Journal of Clinical Oncology*, v. 35, n. 1, 2017, p. 96-112.

FRANCO, M. H. "Luto em cuidados paliativos". s/d. Disponível em: <http://www.4estacoes.com/pdf/textos_saiba_mais/luto_em_cuidados_paliativos.pdf>. Acesso em: 10 fev. 2017.

FRANKLIN, D.; CHEVILLE, A. "Medical rehabilitation and the palliative care patient". In: HANKS, G. (org.). *The Oxford textbook of palliative medicine.* 4. ed. Oxford: Oxford University Press, 2011.

GAMONDI, C.; LARKIN, P; PAYNE, S. "Core competencies in palliative care: an EAPC white paper on palliative care education – part 2". *European Journal of Palliative Care*, v. 20, n. 3, 2013, p. 140-45.

LANKEN, P. N. *et al.* "An official American Thoracic Society clinical policy statement: palliative care for patients with respiratory diseases and critical illnesses". *American Journal of Respiratory and Critical Care Medicine*, v. 177, n. 8, 2008, p. 912-27.

LEBLANC, T. W.; e TULSKY, J. A. "Communication with the patient and family". In: CHERNY, N. I. *et al.* (orgs.). *Oxford textbook of palliative medicine.* 5. ed. Nova York: Oxford University Press, 2015, p. 337-44.

MORITZ, R. D. *et al.* "II Fórum do Grupo de Estudos do Fim da Vida do Cone Sul: definições, recomendações e ações integradas para cuidados paliativos na unidade de terapia intensiva de adultos e pediátrica". Revista Brasileira de Terapia Intensiva, v. 23, n. 1, 2011, p. 24-29.

OLIVEIRA, R. A. (org.). *Cuidado paliativo.* São Paulo: Conselho Regional de Medicina do Estado de São Paulo, 2008.

PERIYAKOIL, V. S.; HALLENBECK, J. "Identifying and managing preparatory grief and depression at the end of life". *Am. Family Physician Journal*, v. 65, n. 5, 2002, p. 883-90.

POMPEIA, J. A.; SAPIENZA, B. T. *Os dois nascimentos do homem: escritos sobre terapia e educação na era da técnica.* Rio de Janeiro: Via Verita, 2011.

PRINGLE, J.; JOHNSTON, B.; BUCHANAN, D. "Dignity and patient-centred care for people with palliative care needs in the acute hospital setting: a systematic review". *Palliative Medicine*, v. 29, n. 8, 2015, p. 675-94.

RADBRUCH, L.; PAYNE, S. "White paper on standards and norms for hospice and palliative care in Europe – Part 1". *European Journal of Palliative Care*, v. 16, n. 6, 2009, p. 278-89.

RANDO, T. A. *Clinical dimensions of antecipatory mourning: theory and practice in working with the dying, their loved one's and their caregivers.* Champaign: Research Press, 2000.

RICHMOND, C. "Dame Cicely Saunders". *BMJ*, v. 331, n. 7510, 2005, p. 238.

RUSTOEN, T. *et al.* "The impact of demographic and disease-specific variables on pain in cancer patients". *Journal of Pain Symptom Management*, v. 26, n. 2, 2003, p. 696-704.

STRAND, J. J.; KAMDAR, M. M.; CAREY, E. C. "Top 10 things palliative care clinicians wished everyone knew about palliative care". *Mayo Clinic Proceedings*, v. 88, n. 8, 2013, p. 859-65.

TEMEL, J. S. *et al.* "Early palliative care for patients with metastatic non-small-cell lung cancer". *The New England Journal of Medicine*, v. 363, n. 8, 2010, p. 733-42.

WORLD HEALTH ORGANIZATION. "Cancer: WHO definition of palliative care". 2002. Disponível em: <www.who.int/cancer/palliative/definition/en/>. Acesso em: 14 fev. 2017.

10.
Intervenção na crise suicida: silenciar determinantes ou produzir sentidos e ações na ruptura?

Fernanda Cristina Marquetti
e Pedro Morales Tolentino Leite

Vamos começar não sabendo tudo. Adotar essa postura parece ser uma estratégia interessante para tratar crises suicidas e intervir nelas. É importante colocar, de início, ao menos duas questões. A primeira: quando falamos em crise suicida, não tendo esta alcançado um desfecho fatal, podemos reivindicar algum conhecimento, do ponto de vista prático, que seja comum a todos os casos? A segunda: nossas intenções de tratamento da crise suicida devem constituir um objetivo prático *a priori*, tal como o preventivista? Não pretendemos esgotar essas questões, apenas ter cautela e carregá-las no bolso nessas situações.

Em geral, na literatura sobre o que causa um suicídio, existe um desgastado apontamento de sua complexidade e multideterminação que, apesar de enunciado, tem pouco efeito prático em uma clínica que se proponha a tratar uma pessoa em crise suicida. Em parte, porque esse apontamento é tão amplo quanto as perguntas que introduzimos há pouco. E, mesmo que ele seja feito, raramente temos a impressão de que o levamos a sério, quer dizer, que de fato operamos uma forma clínica que atue sobre a complexidade. Percebemos que, em geral, nessa clínica o foco se coloca sobre diagnósticos psiquiátricos e suas respectivas terapêuticas medicamentosas, esvanecendo a complexidade nos primeiros momentos de contato com o evento suicida. Claro que a clínica é sempre um recorte! O compromisso é torná-la menos limitada.

É por isso que tentaremos reconhecer incertezas a respeito de tudo que pode ter por efeito uma manifestação suicida. Também questionamos se o nosso lugar, diante do sujeito que tenta suicídio, é primariamente o de prevenir. E mais: caso tenhamos a pretensão de fazê-lo, precisamos averiguar se detemos de fato esse poder prescindindo do uso de técnicas coibidoras – aliás, coibir é diferente de prevenir. E, por último: para além de coibir o suicídio desse sujeito, é preciso lançar outras pretensões e vias de tratar a questão.

Nossa experiência em certos dispositivos de tratamento e de saúde, como pronto-socorro em hospital geral, enfermarias em hospital geral, Centros de Atenção Psicossocial (Caps), consultório e pesquisas – esses lugares onde chegam pessoas, por si sós ou por terceiros, que querem muito ou tentaram se matar – tem-nos dito, sobre as crises suicidas que não tiveram a morte como desfecho, da necessidade de fomentar uma clínica que recoloque o sujeito que tentou o suicídio na produção de seu ato, que o leve a reconhecer o sentido que ele pôde inscrever aí. Acreditamos que dessa forma é possível chegar mais perto da verdade em jogo na crise suicida e, portanto, fazer dela um momento de reflexão sobre essa ruptura do sentido e da ação – uma clínica na direção da transformação, para além de fazer da crise algo a ser suprimido e do suposto retorno a um estado ideal e anterior. Aliás, do nosso ponto de vista, essa ideia de retorno ao mesmo lugar é falaciosa.

É hegemônico, no campo da saúde, o uso da contenção pautado em uma clínica que oferta explicações ininteligíveis para o sujeito, tal como a diagnóstica psiquiátrica, o tratamento psicotrópico subjacente, a vigilância e a internação. Essas têm sido formas de tratar a crise suicida que, mesmo tendo obtido certos efeitos, quando sozinhas, operam em nome de silenciar determinantes, e dessa forma mais obscurecem o nosso saber do que permitem uma visão mais clara de outros sentidos, enunciações e determinantes. Acabam por servir bem ao tamponamento da angústia de nosso desconhecimento e, não raro, caem como uma luva para evitar olhar o desejo de morte como possível na experiência humana. Além disso, servem à reprodução de certos princípios normativos e ideológicos da sociedade, os quais, por vezes, um suicídio submete à crítica de toda parte, por assim dizer.

É por essas razões que defender um princípio de incerteza acaba constituindo uma valiosa prescrição prática, pois sugere uma atitude investigativa a cada caso. Tal atitude, antes de se decidir preventiva, pretende elucidar e compreender melhor, de modo mais ampliado, pesando a verdade do sujeito que tentou o suicídio, ou seja, da pessoa que construiu o seu ato. Paradoxalmente, acaba por ofertar uma possibilidade de laço com o sujeito que tem, por efeito secundário, a prevenção, que é diferente de uma coerção da tendência suicida.

Parece promissor que a prática sobre a crise suicida possa tomá-la como ápice de um processo crucial na vida do sujeito, uma crise de sentido extrema. Dito de outra forma, a crise suicida é muito mais que o momento do ato, sendo este apenas o apogeu drástico de uma ruptura que começou no curso normal da vida e envolve situações críticas comuns, próprias do desenvolvimento humano. Tal perspectiva recolocaria o sujeito que tentou suicídio como uma pessoa comum que, diante de um ponto crítico do curso normal da vida – o qual inclui dúvidas, perdas, fracassos – se perdeu em algum ponto essencial.

Sustentados em nossas experiências clínicas e de pesquisa, como psicólogo e terapeuta ocupacional, ofertaremos perspectivas clínicas sobre a crise suicida que deslizam pela vertente comum de restituir o lugar do sujeito na produção de seu ato. São perspectivas alicerçadas em distintos núcleos de conhecimento que, acreditamos, podem integrar-se, embora se diferenciem em aspectos importantes. Do ponto de vista psicológico, diante do ato suicida, é necessário restituir a dimensão da palavra e a possibilidade da produção de sentido, pois é precisamente a impossibilidade de significação que conduz o sujeito ao ato. E, do ponto de vista da terapia ocupacional, verificamos o ato suicida como efeito das rupturas de cadeias operatórias do cotidiano do sujeito; nesse sentido, ele carece não só de significar a experiência do ato como de restituir cadeias operatórias que lhe são relevantes e constitutivas.

Se examinarmos um dicionário comum, o termo "crise" é definido de forma variada, mas com núcleos convergentes de sentido. A palavra indica a emergência súbita de um estado, momentâneo ou duradouro, contrastante com o que o sucede. Contraste marcado pela ruptura da ordem estabelecida, seja pela falta de algo essencial, seja pela presença de circunstâncias novas que interrompam, causem embaraço, conflito, dúvida, desequilíbrio e tensão. Curiosamente, a crise também designa um momento de transição e desenlaces, condicionante de resoluções e desfechos drásticos. Ora, essa compreensão preliminar não está severamente distanciada de desenvolvimentos teóricos do termo.

Estamos abordando a concepção de crise de modo isolado, mas é preciso recordar que no termo *crise suicida* o *suicida* designa uma forma particular de resolução e desfecho da crise. Tal desfecho é conduzido por um sujeito. Trata-se de uma entre várias formas drásticas de resolução, como manifestações violentas, psicoses, angústia, dissociação, despersonalização etc. Aqui não discutiremos o que estrutura uma ou outra forma de resolução de uma crise; apenas admitiremos que essas manifestações comportam um caráter de solução dada pelo sujeito. No caso do suicídio, podemos tecer pelo menos duas especificidades: 1) Essa solução comporta certo estado subjetivo em que uma tendência agressiva/destrutiva se volta contra o próprio sujeito; 2) Trata-se de uma solução drástica que, por sua intensidade e seus efeitos sobre o sujeito, se pressupõe responder a uma fratura significativa naquilo que constitui e estrutura a realidade e o cotidiano dele. Se, de fato, o suicídio é consumado, trata-se de uma solução irredutível, que dissolve essa fratura crítica, mas o arrasta e o aniquila.

Esse lembrete é importante porque estamos estabelecendo a crise suicida como aquela da qual tomamos conhecimento por meio do sujeito. Ou seja, passamos a supor um estado de crise pura e simplesmente em função de uma manifestação ou enunciação que é, essencialmente, uma solução drástica encontrada pelo sujeito para enfrentar o problema.

Acreditamos, portanto, que pode haver dois tempos em uma crise: o tempo processual da ruptura e o tempo ápice de sua resolução. No primeiro encontramos um percurso suicida, sinalizado por rupturas no cotidiano e pela instalação gradativa da crise até o seu ápice. Então, há o reconhecimento de que o ordenamento simbólico e operatório falha definitivamente, culminando-se numa resolução drástica.

Portanto, devemos questionar se o sujeito sabe, efetivamente, qual é a crise que a sua solução tenta drasticamente resolver. E mais, se é possível elaborar e conceber outras formas de resolução. Isso é valioso, pois o dispositivo clínico deve deslindar por aí.

Agora, bebendo de um vocabulário mais específico, podemos dizer que a crise revela uma desordem numa cadeia de significação ordenada, construída ao longo da vida e consolidada como eixo simbólico, uma impossibilidade de significação satisfatória da experiência. É, também, uma ruptura na cadeia operatória das ações cotidianas. No ápice dessa crise, o sujeito está sem o eixo que norteia suas ações, seus sentimentos, desejos, escolhas. Toda crise é uma crise de sentido. Acreditamos que uma crise intensa e radical de sentido, uma angústia extrema, é o que conduziria à crise suicida. Antes de uma solução extremada, é comum que os indivíduos recorram a várias estratégias: apoio religioso e espiritual, substâncias psicoativas lícitas e ilícitas, relações de sociabilidade e afetivas – enfim, em forma de adições. São subterfúgios temporários e provisórios de vazão ou tamponamento para a crise que, notavelmente, não se diferenciam muito de certas técnicas do campo da saúde já citadas, baseadas na supressão e na contenção.

O sujeito que se submergiu na crise também não se reconhece, visto que esse ordenamento simbólico e operatório perdido era a própria identidade ancorada. Tal ordenamento – o concebamos do ponto de vista psicológico como simbólico ou do ponto de vista da terapia ocupacional como cadeias operatórias – é essencial na vida, pois qualquer eixo é melhor que nenhum. É nesse sentido que o suicídio é uma forma de resolução última. O reordenamento da realidade com base, por exemplo, em um delírio, remenda o seu sentido; ainda que resulte em perda importante, mantém o sujeito vivo, passível de ser tratado. No suicídio consumado ocorre um corte absoluto e só poderemos encontrar rastros do sujeito na cena final de sua história, tratar *sobre o* sujeito, mas não *o* sujeito.

Se o suicídio falha como solução, é possível criar uma condição em que o sujeito pode redesenhar soluções. Certamente, esse redesenho não se dá pelo apagamento desse esboço da morte; ao contrário, é preciso conferir dignidade a essa produção e retomá-la em sua dimensão polissêmica. É vasculhando o percurso e a produção da cena suicida que encontramos o sujeito e os vestígios de sua condição existencial insustentável.

Ora, foi nesse sentido que dissemos que, se objetivar reconstituir um estado ideal anterior, a intervenção na crise suicida é uma falácia. Um sujeito é constituído por sua história. É preciso questionar se é possível apagar um incidente crítico no curso da história de alguém e, também, daqueles ao seu redor. Uma crise abre marcas indeléveis cujos efeitos transcendem o ato em si.

Restituir o estágio anterior passaria por anular o sujeito, ou ao menos parte de sua história, para submetê-lo imaginariamente às mesmas condições que o levaram a essa solução drástica. É como se, para ajudá-lo, lhe disséssemos: "Essa solução que você construiu não pode acontecer". Nesse ponto, o sujeito se recoloca engendrado nas mesmas condições anteriores, munido apenas de uma proibição. O apagamento da experiência crítica é uma espécie de represália, uma coerção, uma proibição que, como sabemos, só funciona enquanto for sustentada.

A proibição é uma injunção ao sujeito que reivindica precisamente o que ela proíbe, só que sob uma inversão, na forma de negação. Digamos que um sujeito aceite essa injunção conscientemente. Ele diz a si mesmo que não deve se matar e talvez até esteja implicado com tal censura, mas o desejo de morte persevera visando transgredir esse limite imposto pelo outro presente em seu discurso. Visa transgredi-lo porque se trata justamente de um limite sobre o que quer se manifestar no sujeito: o desejo de morte não reconhecido e, portanto, não simbolizado nem operado de outra forma.

Se há uma chance de fazer cessar a pretensão de matar-se, ela deve passar por um reposicionamento do sujeito diante de seu ato, uma espécie de "por que eu fiz isso e quis (ou ainda quero) me matar?" Uma resolução dessa ordem é aberta pela circunstância da crise e leva, pela própria crise, o sujeito a outro lugar, a um maior conhecimento de si e não a um estado ideal anterior. Assim, uma intervenção na crise baseada unicamente na supressão sintomática inviabilizaria seu valor revelador e, portanto, terapêutico, na medida em que desvela para o sujeito algo que o determina, mas, até então, lhe era desconhecido.

É precisamente a aposta nesse valor revelador de uma crise suicida que nos conduz a estruturar dispositivos que intervenham no sentido de propiciar ao sujeito um lugar de reposicionamento subjetivo sobre seu próprio ato. Porém, é preciso frisar que se trata de um lugar terapêutico em que é o próprio sujeito, estranhando a si mesmo, que muda de posição. Não se trata de uma imposição vinda de outrem, vinda do terapeuta. Este se oferece em presença, mas responde de modo que o paciente inflete sobre o próprio discurso e a própria ação.

Quando pensamos em dispositivos de escuta – mesmo que ocasionalmente o terapeuta intervenha num nível mais diretivo, aconselhe, sugira, por equívoco ou mesmo para sustentar o discurso do paciente –, é preciso saber retornar ao lugar da escuta. Aquilo que o terapeuta diz ou devolve tem o rigor no seguinte: deve estar comprometido com o que o paciente traz. Quer dizer, dentro da situação clínica, diante do sujeito que fala, qualquer pontuação ou interpretação do terapeuta só pode ter seu valor avaliado pelo efeito no paciente, no discurso do paciente.

Guardando essa atitude, em uma situação de crise, o que se pode esperar como efeito, como discutem Calazans e Bastos (2008) e Brunhari e Moretto (2013) em seus trabalhos sobre o dispositivo da urgência subjetiva, é um reposicionamento do sujeito. Tal reposicionamento pode ser elucidado sucintamente por certas inversões da relação do paciente com seu ato, entre elas a do encaminhamento por terceiros a uma demanda do sujeito. Uma demanda de saber de si. Assim, a escuta e os apontamentos do terapeuta devem abrir uma dimensão inconsciente no ato e, portanto, uma dimensão de enigma no ato – e não de explicação – a ser elucidado.

Dessa forma, o que mais pode significar a pretensão e o ato suicida deve ser uma questão que se abra para o sujeito; e, como lembra Sterian (2013), pode esclarecer pontos de sua ruptura crítica. A aposta é na dimensão da palavra em detrimento do ato suicida – e, caso não se produza imediatamente uma via simbólica será possível ao menos introduzi-la para continuidades em um tratamento.

Essa possibilidade de configuração de uma escuta pode encontrar similitudes e complementações na perspectiva do campo da terapia ocupacional. Na antropologia, o conceito de cadeia operatória de Leroi-Gourhan (1965) articula-se ao campo da terapia ocupacional. As cadeias operatórias são gestos banais do cotidiano construídos na interação do sujeito com o mundo ao longo da vida. Esses gestos elementares e ínfimos permanecem numa zona de penumbra, mas constituem a base gestual que ancora a identidade. Não são ignorados pelo sujeito, mas permanecem despercebidos, como gestos sem relevância nem destaque na vida sociocultural. Imaginamos o sujeito como um contínuo dessas ações num processo de tempo – ações que, unidas por um fio condutivo, são a própria vida. Trata-se de ações singulares consideradas insignificantes e obscurecidas pelas ações lembradas como notáveis. Esse gestual banal e sua memória revelam seu vigor quando ocorre a ruptura de uma dessas cadeias operatórias. Num processo de suicídio muitas dessas cadeias são destituídas. Antes da crise, pelo desapego processual da vida; depois dela, pela dificuldade de reconstruir tais cadeias operatórias e delinear um novo cotidiano. Reconstituir o cotidiano com cadeias operatórias anteriores significa silenciar o desejo de morte do sujeito. A intervenção terapêutica propõe um delineamento do cotidiano que incorpore a crise suicida e produza novas significações e ações humanas. A reorganização de cadeias operatórias deve considerar as rupturas anteriores e conhecer o processo de cisão instaurado no cotidiano, pois nelas está o núcleo crítico revelado no dia a dia do sujeito. O cotidiano manifesta e compõe sua identidade.

Assim, dessa perspectiva, a concepção de crise mostra-se uma possibilidade reveladora. Com base nisso, esperamos ter pelo menos introduzido o seguinte: na crise suicida é preciso tanto restituir uma possibilidade simbólica de enunciação do sentido do ato quanto restituir ações que constituem a identidade do sujeito na sua relação cotidiana com a realidade. Essas vias abrem uma dimensão da manifestação suicida como portadora de uma verdade do sujeito que precisa, afinal, ser reconhecida.

REFERÊNCIAS

BRUNHARI, M. V.; MORETTO, M. L. T. "O ato suicida e o hospital: uma clínica possível?". *A peste*, v, 5, n. 2, 2013, p. 19-34.

CALAZANS, R.; BASTOS, A. "Urgência subjetiva e clínica psicanalítica". *Rev. Latinoamericana de Psicopatologia* Fundamental, v. 11, n. 4, 2008, p. 640-52.

LEROI-GOURHAN, A. *O gesto e a palavra: memória e ritmos.* Lisboa: Perspectivas do Homem, 1965.

STERIAN, A. *Emergências psiquiátricas: uma abordagem psicanalítica.* São Paulo: Casa do Psicólogo, 2013.

11.
Da psicologia dos desastres à psicologia da gestão integral de riscos e desastres

Elaine Gomes dos Reis Alves

De acordo com o Marco de Sendai para Redução do Risco de Desastre 2015-2030 (UNISDR, 2015), entre 2005 e 2015, mais de 1,5 bilhão de pessoas no mundo foram afetadas por desastres. Aproximadamente 23 milhões ficaram desabrigadas, mais de 700 mil pessoas perderam a vida e mais de 1,4 milhão ficaram feridas. A perda econômica corresponde a mais de US$ 1,3 trilhão.

O *Anuário brasileiro de desastres naturais: 2013* (Brasil, 2014) mostra que, nesse ano, 493 desastres foram comunicados oficialmente, com 183 óbitos, cerca de 18,5 milhões de pessoas afetadas e mais de 160 mil enfermos ou feridos.

Os desastres brasileiros estão ligados principalmente à falta ou ao excesso de água: seca, enxurradas, alagamentos, deslizamentos e inundações. Talvez por fazer parte da paisagem nacional, apesar do mal que causam, nos acostumamos com esses incidentes, que se tornaram rotineiros e sem valia. Finalmente, estamo-nos dando conta da gama de consequências causadas por eles e da necessidade de interferência para a redução de riscos e danos (RRD).

O Ministério da Integração Nacional, responsável pela área de desastres no Brasil define desastre como

> resultado de eventos adversos, naturais ou provocados pelo homem sobre um cenário vulnerável, causando grave perturbação ao funcionamento de uma comunidade, ou sociedade envolvendo extensivas perdas e danos humanos, materiais, econômicos ou ambientais, que excede a sua capacidade de lidar com o problema usando meios próprios. (Brasil, 2012, p. 1)

Para a psicologia, o conceito de desastre depende da perspectiva daquele que o nomeia e do lugar que ele ocupa nessa interação com o incidente. Trata-se de uma ruptura do funcionamento habitual de um sistema ou comunidade, que impacta o bem-estar físico, social, psíquico, econômico e ambiental de determinada localidade (Franco, 2016).

Em consequência, após acontecimentos dessa natureza, encontramos, de um lado as vítimas: os mortos e os desaparecidos. De outro, os afetados: desalojados (aqueles que perderam a casa e têm para onde ir); desabrigados (aqueles que perderam a casa, não têm para onde ir e necessitam de abrigos ou aluguel social); sobreviventes feridos ou não; familiares de pessoas e de animais mortos; aqueles que deveriam estar no local; pessoas que passavam; proprietários e funcionários de empresas atingidas; todos os que trabalharam naquele desastre independentemente do setor ou local (profissionais de resgate, profissionais de saúde, profissionais do Instituto Médico Legal e do serviço funerário, profissionais da imprensa e voluntários, entre outros).

A *Codificação brasileira de desastres* (Brasil, 2016), do Ministério da Integração Nacional, divide os desastres em dois grandes grupos: naturais (geológicos, hidrológicos, meteorológicos, climatológicos e biológicos) e tecnológicos (substâncias radioativas, produtos perigosos, incêndios urbanos, obras civis e transporte de passageiros).

Segundo o *Atlas brasileiro de desastres naturais* (Ceped/UFSC, 2012), os principais desastres no Brasil são: estiagem e seca; inundação brusca, gradual e alagamento; incêndios florestais; vendavais e movimentos de massa.

Os desastres demandam atenção e cuidados de todas as áreas de conhecimento que levem em conta suas características particulares e, em termos de prevenção e enfrentamento, a comunidade afetada. Tragédias podem provocar sensações, sentimentos e emoções como impotência, horror, dor, medo, pânico, angústia, ansiedade, contato com a própria morte e com a de outros e questionamento de valores e crenças (Alves e Oliveira, 2017).

A preocupação com os efeitos e consequências de desastres no indivíduo e em seu modo de vida, bem como com as possibilidades de prevenção e protagonismo dos afetados levou a psicologia a voltar seus estudos para essa área.

PSICOLOGIA E CRISE

Os estudos e a aplicação da psicologia a situações de crise no Brasil representam uma área ainda em construção. Segundo Franco (2015), esse campo vem se desenhando desde as duas últimas décadas do século 20. Inicialmente denominada psicologia das emergências e desastres (E&D), estava voltada principalmente para a atuação na resposta, ou seja, logo após o incidente. As pessoas afetadas por desastres ou por outras emergências sofrem com suas perdas e podem ter sua saúde psíquica e física comprometida. Parkes (2015) aponta a necessidade de a psicologia se preparar para desastres pequenos e de larga escala.

Existem relatos sobre o comportamento humano pós-desastres pelo mundo desde a Idade Média. Alves (2015) registra um cronograma de estudos e ações importantes para o desenvolvimento da psicologia nessa área. O Brasil teve seu primeiro registro em 1992, quando uma equipe de psicólogos cubanos, com as Universidades Federal do Rio de Janeiro (UFRJ), de Brasília (UnB) e Católica de Goiânia (UCG) atendeu os atingidos pelo césio-137, maior acidente radioativo do Brasil.

Em 2006, o Conselho Federal de Psicologia (CFP) realizou o primeiro evento nacional de psicologia das E&D. Em 2010, foi realizada a I Conferência Nacional de Defesa Civil e Assistência Humanitária. Somente no fim de 2014 o CFP criou a Comissão Nacional de Psicologia em E&D e em 2016 lançou a *Nota técnica sobre atuação da psicologia na gestão integral de riscos e de desastres, relacionadas com a política de proteção e defesa civil*, ratificando a nota técnica anterior, de 2013 (CFP, 2016).

Nessa área, o foco da psicologia está na saúde mental e na atenção psicossocial de pessoas afetadas por tragédias pessoais ou coletivas.

MORTE E LUTO

A morte escancarada (Kovács, 2003) – violenta, repentina, invasiva e pública – é presente em E&D, pois expõe o indivíduo morto, os parentes e suas histórias, dificulta a proteção e inibe a expressão de sentimentos. Perdas múltiplas podem minar as redes de apoio. Exposição à mídia, informações deturpadas e boatos, dificuldade de compreender os fatos, mistura de sentimentos e emoções também atrapalham.

Apesar de traumática, a morte escancarada nem sempre leva ao luto traumático. Porém, mortes violentas e abruptas – sobretudo de crianças e jovens –, que aumentam a sensação de vulnerabilidade e perda de confiança no futuro, extrapolam a condição de compreensão e representam risco para a saúde mental, favorecendo o luto complicado, que necessita de cuidado e assistência profissional. Por outro lado, o luto coletivo, comum em desastres, favorece o compartilhamento e a autorização da dor e pode ser um fator de proteção para o luto complicado.

As reações dependem da natureza e da gravidade do incidente, da experiência anterior em crises, do apoio recebido durante a vida, da saúde física, da história pessoal e familiar de saúde mental, da cultura e das tradições e da idade, entre outros fatores.

O luto é o dolorido processo de elaboração dessa perda e, segundo Parkes (1998), compõe a pior experiência do ser humano durante toda sua existência. Sempre que houver perda ou rompimentos significativos, haverá luto.

O luto não tem tempo definido: ele é único, individual e subjetivo. Depende do vínculo estabelecido com aquilo que foi perdido, do lugar que essa perda ocupa na vida da pessoa, das experiências e ferramentas internas de cada um para enfrentar frustrações, entre outras características individuais. O luto é um processo natural, saudável e necessário. Não é doença. Vivenciar a dor colabora com o fortalecimento para seguir em frente.

Embora o luto seja um processo normal perante uma perda significativa, algumas pessoas podem ter dificuldades e precisar de ajuda profissional para assimilar e elaborar a perda. Denominado luto complicado, pode levar ao adoecimento psíquico e físico, impossibilitando a readaptação à vida ou viver sem aquilo que foi perdido. Mortes traumáticas, ausência de corpo e de rituais de despedida podem contribuir para o luto complicado.

PSICOLOGIA DAS EMERGÊNCIAS E DESASTRES: LIÇÕES APRENDIDAS

Os termos "psicologia dos desastres" e "psicologia em E&D" se disseminaram depois que psicólogos participaram de incidentes que implicaram lidar com a perda de: vidas; partes do corpo ou possibilidades físicas (membro incapaz, visão, audição); animais de estimação; casa; bens; fotografias; e histórias de vida. Exemplos desses desastres são a contaminação por césio-137 (Goiânia, 1987) e o rompimento da barragem em Mariana (2015). O acolhimento às pessoas afetadas busca a prevenção de doenças psicossomáticas.

Os atendimentos podem ocorrer em ambientes diversos: no local do evento, em residências, no Instituto Médico Lega (IML), no serviço funerário, em hospitais, nas instituições atingidas etc.

Entre as lições aprendidas encontramos o "arco da sobrevivência" (Ripley, 2008), que apresenta comportamentos humanos comuns durante uma catástrofe que podem levar à morte ou à sobrevivência. Esse conhecimento colabora para o aprimoramento de ações nos atendimentos e ações de prevenção. O arco da sobrevivência é composto por três fases:

1. *Negação* – etapa de choque inicial e de confusão na qual o indivíduo tende a negar que a vida está em risco e adia o enfrentamento da realidade, mantendo-se onde/como está.

Esse tempo depende da percepção do risco, podendo a demora ser fatal.

2. *Deliberação* – momento em que o indivíduo percebe o risco e tem de tomar uma atitude. Há medo e desorientação, tentativa de adaptação e busca de um grupo para seguir. A percepção fica alterada, a pessoa vê e age em câmera lenta.
3. *Ação* – nesse momento decisivo, o indivíduo pode paralisar (perder a capacidade de atenção, desligar, amolecer); adotar uma atitude de heroísmo, colocando a própria vida e a de outros em risco; entrar em pânico (menos comum segundo a autora) e sair desesperado, atropelando, puxando, empurrando ou jogando coisas, animais e pessoas, bem como se atirar de e para qualquer lugar.

Ao se perceberem salvas, é comum que as pessoas estejam sobrecarregadas, confusas, ansiosas, anestesiadas ou insensíveis e desorientadas sobre o que está acontecendo. A experiência traumática pode trazer medo, angústia, dissociação, tristeza profunda, dor, falta de habilidade para se cuidar, abuso de álcool e outras substâncias. É importante acolher, transmitir segurança, garantir informação e compreensão sobre o ocorrido, enfatizar fatores protetores, buscar rede de apoio, reconhecer/reforçar os recursos da comunidade e envolvê-la na recuperação.

Com o passar do tempo, é possível encontrar: reação aguda ao estresse; vulnerabilidade; sentimento de menos-valia; dependência de álcool e drogas; vitimização; violência; desespero; depressão; transtorno de estresse pós-traumático (TEPT).

PRIMEIROS CUIDADOS PSICOLÓGICOS (PCP)

Os PCP são recomendados pela Organização Mundial de Saúde (OMS) e por outros grupos de especialistas nacionais e internacionais. Trata-se de um guia de apoio psicossocial para indivíduos que viveram situações de extrema angústia e fornece diretrizes básicas para pessoas que prestam assistência pós-desastre. Entre os PCP estão: oferecer apoio e cuidado práticos não invasivos; avaliar necessidades e preocupações; ajudar as pessoas a suprir necessidades básicas (comer, beber, informação); confortá-las e ajudá-las a ficar calmas; escutar sem pressionar a falar; auxiliar na busca de informações, serviços e suportes sociais; proteger de danos adicionais.

Os PCP não são um atendimento psicológico profissional e pode ser praticado por qualquer pessoa desde que treinada por psicólogo capacitado. Os PCP pressupõem a capacidade de ouvir as histórias das pessoas sem pressioná-las a falar sobre sentimentos e reações que tiveram; não demandam descrição detalhada do incidente nem solicitam análise do que aconteceu ou relato em ordem cronológica.

PSICOLOGIA DA GESTÃO INTEGRAL DE REDUÇÃO DE RISCOS E DESASTRES

A Lei n. 12.608, de 10 de abril de 2012, que instituiu a Política Nacional de Proteção e Defesa Civil, propôs cinco fases para a redução de desastres e o apoio às comunidades atingidas: prevenção, mitigação, preparação, resposta e recuperação. Em 2016, o Conselho Federal de Psicologia lançou a *Nota técnica sobre atuação da psicologia na gestão integral de riscos e de desastres, relacionadas com a política de proteção e defesa civil*, que considera as ações da psicologia nas cinco fases do desastre e exige uma atuação junto da população para a construção de uma comunidade mais preparada para o enfrentamento de eventos críticos (CFP, 2016).

Essa mudança de paradigma levou à reorganização da atuação da psicologia para a redução de risco e desastres (RRD), como veremos a seguir.

1) PREVENÇÃO

Fase em que todas as ações são dirigidas para conhecer e avaliar a redução de riscos e desastres. Inclui a percepção de risco da comunidade, bem como o mapeamento de população vulnerável e da área de risco. Interessa à psicologia obter informações sobre moradores da região (composição das famílias e vínculos com animais de estimação e vizinhança); considerar sugestões dos moradores para eliminar ameaças; mapear as rotas de fuga junto com os moradores; investigar comportamentos potencialmente perigosos; levantar locais que possam servir de abrigo; levantar e mapear os animais de estimação; mapear as escolas.

2) MITIGAÇÃO

Busca diminuir ou limitar o impacto das ameaças e dos desastres: estudos de vulnerabilidade física, social, econômica, cultural e ecológica; trabalho de percepção do risco pela comunidade; fortalecimento das relações de vizinhança; mobilização e organização comunitária; estímulo ao protagonismo da comunidade; elaboração de um plano de ação, levando em conta história, cultura, estrutura existente, organização social local e o comportamento diante dos fenômenos para organizar ações adequadas à sua demanda. Nessa fase é elaborado um plano de contingência, importante documento da Defesa Civil direcionado a uma hipótese de desastre que tem por objetivo facilitar atividades de preparação, aperfeiçoamento das atividades de resposta e minimização das falhas. É direcionado a um desastre específico e deve responder: "Qual é o problema?"; "Como, onde e quando ocorre?"; "O que fazer e quem fará?". Nesse plano estão definidas as tarefas e os responsáveis por ela. A psicologia deve ter um plano próprio de contingência.

3) PREPARO

Quando não se pode eliminar o fenômeno ou a ameaça deve-se organizar estrategicamente a resposta durante o desastre a fim de reduzir o sofrimento individual e coletivo. Entre as ações dessa etapa estão: definição das funções das pessoas da comunidade e de comunidades vizinhas; realização de treinamentos em escolas e com a comunidade; organização da proteção de pessoas, animais, suprimentos e bens; proteção das residências; treinamento de formas e rotas de evacuação de pessoas vulneráveis. Além disso, capacita-se a comunidade para enfrentar o incidente por meio de: realização de simulados; exercícios com crianças e adolescentes; capacitação das pessoas para PCP; auxílio no reconhecimento das potencialidades individuais e coletivas para enfrentar o problema e buscar soluções.

4) RESPOSTA

Execução das ações previstas na etapa de preparação. O objetivo é salvar vidas, reduzir o sofrimento e proteger bens. Nessa fase também se põe em prática o plano de emergência preestabelecido. É fundamental que a coordenação de ações interinstitucionais esteja prevista nos planos de emergência e de contingência. As ações da psicologia nessa fase já foram discutidas no item "psicologia das emergências" e devem ser implantadas após a busca ativa de pessoas afetadas e em condições de atendimento psicológico. Em um mesmo desastre pode haver várias equipes de psicologia. É de suma importância que os responsáveis por elas se reúnam e discutam formas de atuar em conjunto e pelo bem da população afetada.

5) RECUPERAÇÃO

Estágio que se divide em duas etapas:

a Reabilitação – ocorrem o restabelecimento dos serviços básicos e a avaliação preliminar e quantificação dos danos para solicitação de cooperação externa. É importante promover a sensação de rotina e normalidade quanto for possível, como a volta das crianças à escola e dos adultos ao trabalho. Devem-se incluir as pessoas afetadas em decisões e ações do processo de recuperação.

b Reconstrução – etapa que visa ativar fontes de trabalho, incentivar a atividade econômica da região afetada e reparar danos materiais, principalmente nas áreas de habitação e infraestrutura.

Durante as ações de resposta, os indivíduos desabrigados pelo incidente são direcionados a abrigos ou passam a receber aluguel social. Considero esses itens dois desastres à parte:

- O abrigo talvez seja a modalidade que mais provoca danos. Nesse local há todo tipo de perda e violência. Entre as perdas, estão a de privacidade, espaço, liberdade, segurança, família, amizades, relacionamentos, identificação, identidade e dignidade. Entre as violências, destaco a sexual, a moral e a física.
- No aluguel social ou na casa de parentes, inúmeras pessoas são esquecidas pelo poder público e, sem poder voltar para casa nem ter outro lugar para morar, ficam indefinidamente reféns desse aluguel ou do parente (que também é refém). Não têm o direito de se estabelecer e restabelecer a própria vida, pois não sabem quando e nem se um dia sairão dessa condição. E, se saírem, tampouco sabem para onde irão. O parente, por sua vez, também não sabe quando e se poderá voltar à sua rotina normal.

Após o evento crítico, as pessoas precisam de tempo e fortalecimento psíquico para juntar seus "pedaços" e elaborar suas perdas. Porém, ao chegar à casa de um parente, ao abrigo ou ao local de aluguel social, outras perdas se sobrepõem às já existentes e continuam. O desastre parece não ter fim.

Entendo que as cinco fases do desastre citadas anteriormente devem ser aplicadas em cada um desses casos e que todos eles merecem um plano de contingência da psicologia.

PROFISSIONAIS QUE ATUAM EM EMERGÊNCIAS E DESASTRES

Os profissionais de E&D também são afetados por esses eventos. Cotidianamente, entram e saem de cenas de horror sem tempo para refletir sobre como tais cenas – permeadas de perdas materiais, mutilações, mortes e histórias de vida compartilhadas – influenciam sua vida pessoal e profissional. Mais preocupante ainda: não são acolhidos, não há escuta nem um levantamento de suas necessidades após o término do incidente traumático.

De modo geral, acredita-se que esse profissional está preparado física e emocionalmente para seu trabalho sem levar em consideração que estão expostos ao horror dos desastres. Os profissionais costumam testemunhar perdas múltiplas, fatalidades e/ou sequelas físicas graves. Às vezes, a magnitude da tragédia pode exceder os cenários conhecidos até então.

Esses trabalhadores estão mais propensos ao estresse e podem apresentar distúrbios de ansiedade, irritabilidade, insônia, hipervigilância, depressão, excesso de envolvimento ou de alheamento, absenteísmo, dificuldade de concentração ou de tomar decisões, problemas nas relações familiares e de trabalho, abuso de álcool e outras substâncias, violência, adoecimento físico, tentativa ou ideação suicida. Podem, inclusive, chegar ao suicídio.

Os socorristas têm maior risco de apresentar quadro de transtorno de estresse pós-traumático (TEPT). O trabalho com E&D gera forte impacto emocional; muitos profissionais podem se sentir identificados com as vítimas, principalmente ao lidar com a exposição de corpos de crianças e com as histórias de vida.

Infelizmente, é comum negligenciar o impacto de eventos traumáticos nos trabalhadores envolvidos na emergência. É urgente que esses profissionais se preocupem em garantir sua saúde física e psíquica e que as instituições empregadoras entendam que é seu dever cuidar deles.

Considero fundamental, na fase de prevenção, um levantamento de necessidades e cuidados para os profissionais que atuam em E&D. Na etapa de mitigação, além da elaboração de propostas de acolhimento ao profissional após a fase de resposta, é possível levar esclarecimentos e propiciar a compreensão dos processos e reações diante de perdas, mortes traumáticas e luto. Esse conhecimento facilita o contato entre profissional e afetado, diminui situações de crises durante os atendimentos, proporciona sensação de acolhimento e bem-estar possível naquela situação e colabora com a prevenção de adoecimentos psíquicos.

Na fase de preparação, treinamentos e simulados são essenciais. Neles, também devem constar situações diversas entre profissionais, vítimas e afetados e, na sequência, escuta dos sentimentos e sensações despertados. Esse momento de acolhimento possibilita a reflexão conjunta sobre possibilidades de cuidado e a compreensão dos comportamentos das pessoas afetadas pelo desastre, facilitando a empatia com elas. Durante a fase de resposta são necessárias escuta e observação dos profissionais, para que eles possam receber os cuidados de que necessitam no momento. Nas etapas de reabilitação e reconstrução, é importante realizar encontros nos quais eles possam falar e refletir sobre os fatos que foram marcantes e delinear ações de cuidado e redução de estresse.

> A saúde do(a) trabalhador(a) deve ser objeto de atenção da psicologia em situações de desastres. Os serviços de psicologia que atuam cotidianamente com equipes de resposta a desastres, como [...] Corpo de Bombeiros, Defesa

Civil, segurança pública, equipes de saúde, devem elaborar planos de gestão de recursos humanos com enfoque na atenção psicossocial e saúde mental destes(as) trabalhadores(as) de forma contínua. Ressalta-se também a importância do cuidado de psicólogas(os) consigo mesmas(os) e com a própria equipe frente aos cenários de desastres. (CFP, 2016, p. 9)

REFERÊNCIAS

ALVES, E. G. R. "Estudos dos aspectos psicossociais de vulnerabilidade dos profissionais que atuam em emergências e desastres relacionados com o enfrentamento da morte em seu cotidiano". Relatório Parcial de Pesquisa de Pós-Doutorado. Instituto de Psicologia da Universidade de São Paulo, 2015.

ALVES, E. G. R.; OLIVEIRA, D. R. "Psicologia da gestão integral de riscos e desastres". In: GÜNTER, W. M. R.; CICCOTTI, L.; RODRIGUES, A. C. (orgs.). *Desastres: múltiplas abordagens e desafios*. Rio de Janeiro: Elsevier, 2017, p. 17-32.

BRASIL. MINISTÉRIO DA INTEGRAÇÃO NACIONAL. Instrução Normativa n. 1, de 24 de agosto de 2012. Disponível em: http://www.mi.gov.br/c/document_library/get_file?uuid=822a4d42-970b-4e80-93f8-daee395a-52d1&groupId=301094. Acesso em: 20 mar. 2017.

______. Secretaria Nacional de Proteção e Defesa Civil. Centro Nacional de Gerenciamento de Riscos e Desastres. *Anuário brasileiro de desastres naturais: 2013*. Brasília: Cenad, 2014.

______. *Codificação brasileira de desastres*. 2016. Disponível em: <http://www.mi.gov.br/c/document_library/get_file?uuid=f9cdf8bf-e31e-4902-984e-a859f54dae43&groupId=10157>. Acesso em: 20 mar. 2017.

CENTRO UNIVERSITÁRIO DE ESTUDOS E PESQUISAS SOBRE DESASTRES. *Atlas brasileiro de desastres naturais: 1991 a 2010*. Florianópolis: Ceped/UFSC, 2012. Disponível em: <http://www.ceped.ufsc.br/atlas-brasileiro-de-desastres-naturais-1991-a-2012/>. Acesso em: 20 mar. 2017.

CONSELHO FEDERAL DE PSICOLOGIA. *Nota técnica sobre atuação da psicologia na gestão integral de riscos e de desastres, relacionadas com a política de proteção e defesa civil*. 2016. Disponível em: <http://www.crpsp.org.

br/emergencias/pdf/Nota-Tecnica-Psicologia-Gestao-de-Riscos.pdf>. Acesso em: 20 mar. 2018.

Franco, M. H. P. "Psicologia e gestão integral de riscos e desastres". Comunicação Oral. In: Oficina Regional sobre Psicologia na Gestão Integral de Riscos e Desastres. Santo André: CRP-SP/CFP, 9 mar. 2016.

Franco, M. H. P. (org.). *A intervenção psicológica em emergências: fundamentos para a prática*. São Paulo: Summus, 2015.

Kovács, M. J. *Educação para a morte: temas e reflexões*. São Paulo: Casa do Psicólogo/Fapesp, 2003.

Organização Mundial da Saúde. Organização Pan-Americana de Saúde. *Primeiros cuidados psicológicos: guia para trabalhadores de campo*. Brasília: Opas, 2015.

Parkes, C. M. *Luto – Estudos sobre a perda na vida adulta*. Trad. Maria Helena F. Bromberg. São Paulo: Summus, 1998.

_____. "Prefácio". In: Franco, M. H. P. (org.). *A intervenção psicológica em emergências: fundamentos para a prática*. São Paulo: Summus, 2015, p. 7-9.

Ripley, A. *Impensável: como e por que as pessoas sobrevivem a desastres*. Trad. Helena Londres. São Paulo: Globo, 2008.

UNISDR. *Marco de Sendai para Redução do Risco de Desastre 2015-2030*. Genebra: ONU, 2015. Disponível em: <http://www1.udesc.br/arquivos/id_submenu/1398/traduzido_unisdr___novo_sendai_framework_for_disaster_risk_reduction_2015_2030__portugues__versao_31mai2015.pdf>. Acesso em: 27 mar. 2018.

12.
Quando a morte chega em casa: o luto e a saudade

Teresa Vera de Sousa Gouvêa

FALAR DOS NOSSOS DIAS de luto pede uma travessia na intensidade do amor destinado a quem partiu, mas demanda, também, a compreensão da relação que estabelecemos com a morte. Ao revirar minhas memórias, detenho-me na primeira vez em que ouvi falar dessa senhora desprovida de cerimônias, ainda criança. Meu coração estranhando as palavras de minha mãe diante da perda de meu bisavô. Era um dia chuvoso, desses que o céu parece destinado à terra. Chorosa, ela disse: "Ele vai ficar muito molhado". Embora não houvesse participado dos rituais de sepultamento, recordo-me de ter duvidado das sensações que ele poderia ter tido; simplesmente não conseguia compreender como alguém que morrera poderia sentir a chuva.

O tempo foi me dizendo que as palavras de minha mãe contavam sobre os momentos em que nos despedimos de quem amamos, sobre o sumiço físico e a certeza da transitoriedade de nossa passagem pelas estações da vida.

Partimos, isso é certo, no meio de um projeto de vida, antes daquele abraço engavetado, das juras não cumpridas, das palavras não ditas; partimos enquanto economizamos vida na vida de quem amamos. Partimos antes de pedir ou receber perdão, sem nunca ter dito quanto alguém era importante em nossa vida. Partimos, também, quando sobra amor, quando quase todas as palavras foram ditas, quase porque sempre faltará alguma; tudo que dissermos será insuficiente diante do amor e seus destinos.

A morte chega em nossa casa, num dia qualquer, interrompe um projeto, engaveta sonhos, esvazia os abraços, emudece a voz, silencia os passos. Sua chegada não pede grandes acontecimentos, se espreita pelos cantos da casa em horários corriqueiros – após o jantar, dormindo, antes do amanhecer, vendo um programa de TV, no meio de um filme, esperando o almoço de domingo – sem cerimônias, uma visita certa, mas ainda assim intrusa.

A notícia alardeia, assusta, desses espantos que acontecem quando somos tomados por notícias inesperadas. A casa se enche, vizinhos, familiares e amigos, surpresos, nos dizem palavras que nosso coração, esperançoso de viver num distanciamento confortável das separações, não assimila. Pouco ajudam frases como "ele está melhor agora" ou "você tem de ser forte", simplesmente porque precisamos de tempo para que o pensamento convença o coração sobre a vida, suas chegadas e partidas.

Os dias passam, a casa esvazia, as pessoas retomam a vida. As flores secam em nosso quintal, faltam mãos para as simplicidades do cotidiano, o cheiro do café desaparece, as roupas empilhadas não encontram sol, a poeira faz moradia nos móveis, sobramos nos vazios silenciosos deixados por quem se foi. Nossos pés fazem paradas longas na cama, os olhos vazam paredes fazendo perguntas que aceitariam respostas que nos restituíssem ao dia de ontem, que nos devolvessem um lugar que não é mais nosso, um estado anterior.

No tempo do luto, a noite vira dia, o relógio estaciona, os dias ficam confusos, muito tempo parece pouco e pouco tempo vira muito – confusão que tem raízes na desobediência do coração a qualquer ordem que provenha da dor. Queremos que as horas voem porque não sabemos o que fazer dos costumes, da porta que não se abre no horário esperado, da roupa deixada nos cantos da casa, da cadeira vazia, do quarto esperançoso por cheiros e sons que se perderam para longe dos nossos olhos.

A vida segue, independentemente do tempo da nossa dor. Pequenas grandes tarefas nos esperam, as mãos se perdem entre contas a serem pagas, inventários e a despedida do mundo físico de quem amamos. Faz parte do adeus o destino das roupas e de todas as delicadezas que povoaram o corpo e os dias de quem passou a residir no coração. As falas se multiplicam e nos perdemos nelas; até compreendermos que o tempo certo é o tempo do amor, o destino de todas essas pequenas grandes coisas será o que nos sossega a alma. O trajeto será doloroso, roupas, sapatos, livros e perfumes contarão histórias, o último aniversário, a formatura, o namoro, os sonhos... No meio de todas essas memórias a saudade bailará, em alguns momentos como um náufrago pedindo fôlego, pausa e lágrimas; em outros, sorrirá, como se andássemos num tempo passado.

As fotografias espalhadas pela casa contarão sobre dias que congelaremos nos lugares que ninguém alcança, eternizando o que não pode ser retirado, o amor, que nos acompanhará entrelaçado às memórias.

E o que faremos do nosso amanhã? Sair dos escombros e arrumar os cômodos da alma pede conversas com a morte como meio de fazermos as pazes com a vida, compreendendo que os nossos amores saíram do alcance dos nossos olhos e passaram a residir no coração: onde formos estarão conosco.

Nos refazer no que não se desfaz e tecer modos de uso da dor, tal qual uma colcha de retalhos elaborada dia após dia, onde amanhecer e anoitecer nos dirá sobre os dias que passam e as diversas cores da tristeza e da saudade. De início, amanhecer lentamente, tendo como projetos de vida pequenos grandes feitos – arrumar a cama, ferver a água do café, estender as roupas no varal e molhar as plantas do quintal, trazer de volta para os nossos dias os detalhes, pois neles reside quem somos. Depois, acalentar a nossa dor, tal qual uma criança que ainda precisa de colo, aguardando amorosamente que engatinhe, ande, amadureça e vire saudade.

Num desses exercícios diários, quando a vida nos trouxe uma partida prematura, senti necessidade de fazer algo com as perguntas sem respostas e o relógio, que, teimosamente, desobedecia às horas do coração. A saudade invadiu todos os cantos da casa, trazendo a certeza do descontrole sobre o nosso ontem, nosso hoje e, principalmente, sobre o futuro que havíamos combinado. Independentemente dos nossos sonhos, não haveria amanhã. Escrevi.

A dor pedia espaço e no meio dos temporais internos precisava de sol. Escrever foi um jeito de espalhar o que não cabia nas paredes da alma. Arrumar lugares para a saudade nos alivia; fechar a tristeza é parecido com vendas nos olhos, cadeados no coração, pesos nos pés. Precisamos espalhar o que transborda, caminhar pelas ruas, onde há permissão para falarmos das noites insones, da comida sem gosto, do dia que vira noite.

A escrita foi o espaço em que dei vida aos meus mortos, dei vida aos lutos que passaram em meus atendimentos, arrumando lugares confortáveis para os nossos amores ausentes presentes.

A dor virou esquisitice, mas precisa de espaço. Fechar um ciclo deveria respeitar um calendário cujas folhas fossem reviradas no coração; deveríamos espiar os dias e meses através das janelas da alma, até que fosse possível o adeus. Atualmente, a tristeza parece ter poucos lugares de pouso, como se andasse sem bagagem, não tendo permissão para se demorar em nossa casa. Nas passagens estreitas, como os dias e noites de luto, temos de acelerar o crescimento, feito fruta bonita e sem sabor. Estamos colocando agrotóxicos na dor, falta paciência para esperarmos as estações de plantio e nos irritamos com as estações do amor. O tempo das despedidas ficou curto e malvisto.

A dor virou esquisitice e adoecemos de solidão. Há pouco espaço para a escuta: a fala do outro é sempre mais importante e urgente que a nossa. É necessário falarmos das estações da terra, do tempo de plantar, semear e desabrochar, nos presentearmos com olhos para o entardecer, ouvidos para os sons do mundo, sensibilidade para a vida que reside na vida. A dor precisa de colo, sopa e cobertor, pede cafuné, ouvidos e abraços, implora que os relógios sejam quebrados para que a paz se entrelace aos dias que passam. Assim entenderemos que o fechamento de ciclos se demora porque está ligado ao tempo do amor. Dar adeus é um exercício que pede memória, coração e compreensão de quanto somos incertos nas nossas certezas.

E por que falar dos mortos? Porque precisamos que eles continuem em outras páginas no livro que chamamos vida. Enterrá-los no coração seria injusto – algumas pessoas sempre serão parte do que somos. A memória é o nosso lugar de respeito e de visitas, somos feitos de esperas, longas e pequenas, sofridas e alegres. Aguardamos notícias que não acontecem porque erraram o caminho, perderam-se em alguma esquina ou tomaram atalhos que culminaram em lugares que não são os nossos, perderam o rumo feito criança distraída com pipa. Esperamos alguém que foi embora dos nossos olhos sem controle da estrada que seguia, queria chegar, mas não chegou, virou passarinho, desses que encantam o coração e fazem a gente se demorar nos finais de tarde.

Em nossas esperas cabem muitas esperas, quem quis vir, quem não conseguiu voltar, quem escolheu partir, gente lá de fora que mora aqui dentro. Independentemente da ausência de passos, vozes e olhares, não chegarão apesar de nunca ter partido, estão perdidos nas ruas do nosso coração...

Escrever é arrumar lugares para a nossa saudade, dar permissão para que a morte nos ensine sobre a vida – tanto que, no meio da dor, debrucemo-nos sobre o que temos feito dos nossos dias nessa passagem de uma amplidão imensa e uma estreiteza assustadora. Nessa travessia, após aprendermos sobre as despedidas, crescemos internamente, tornamo-nos cuidadosos com os caminhos que nossos pés seguirão, enxergamos os abraços que nos esperam, as mãos estendidas, os sorrisos que se abrem para a nossa chegada e todas essas coisas que deveriam povoar nossa existência. Nosso coração, então, sobrevivente da dor, compreende que nela somente cabem lugares onde há vida. Seguimos com nossos adeuses, frágeis, mas inteiros.

A busca da paz faz parte dos recomeços, leves e cotidianos, mantendo a nossa capacidade de amar. As despedidas nos trazem a compreensão do sentido das eternidades. Difícil falar em tempo, a saudade o torna muito confuso, mas, ao mesmo tempo, é difícil nos esquecermos dos lugares vagos e sonhos interrompidos. Os dias vão nos dizendo da necessidade do encontro de delicadezas na dor; afinal, nem sempre sabemos o que fazer com a ausência dos olhares e sorrisos, da voz e desses sinais que pausam e desaparecem do nosso mundo. Somos pequenos e brigamos com a vida. O amor vira dor e, por ser tanto amor, exige o encontro de outros lugares.

Amanhecer pede o encontro de lugares no coração e nas memórias, amanhecer pede o amor que transcende para dar um jeito na saudade. Quem amamos vira sol, lua, entardecer e flores, manifesta-se nos desenhos mais lindos da vida. Amar na ausência é espalhar esse amor no mundo, encontrando lugares de paz.

Que nos debrucemos sobre nossas despedidas, num exercício delicado e despretensioso, feito mãos que semeiam flores, tecem tapetes de retalhos ou peneiram sementes e, assim, tenhamos alma para compreender que algo sempre fica quando alguém vai embora, que as despedidas mudam o tamanho da nossa alma e que esquisito é um mundo onde a dor é esquisitice e as travessias da dor não são estreitas e demoradas.

O recomeço é esse lugar que pede ternura, nosso coração feito uma casa cheia de recordações, um lugar de dor e coragem, de boas-vindas e adeuses. Pelos cantos o medo nos espreita até que a saudade se acomode num pouso demorado. Cansados, estendemos nossas memórias como se fosse uma colcha de retalhos, onde cada pedacinho de pano fala de uma cena eternizada. Atravessando um período de frio intenso adormecemos chorando – é um jeito de seguirmos inteiros, pois a inteireza pede fragilidade.

E qual é o tempo para sermos inteiros? Talvez amanhecer centenas de vezes, insistindo nas flores que não crescem, fazendo pouco caso da chuva e do sol e da influência deles nas coisas que brotam, estender as mãos, num exercício despretensioso, que seja motivado apenas pela nossa presença, abraçando a dor do outro nos seus dias nublados. Seguir nessa estrada é emprestar, humildemente, nossos ouvidos, dispondo nossa alma nesse aconchego como a coisa mais preciosa a ser doada em vida. Servir cafés e cafés, que durem o tempo das memórias que suplicam olhos e ouvidos. Após essa travessia, teremos sensações esquisitas, pensando nas coisas que nem sempre se explicam e no descontrole da vida, porém, sairemos inteiros, com a certeza de que a vida vale ser vivida se há braços para os abraços.

Caminhar pelas ruas do luto, pela minha vivência ou no atendimento a pessoas enlutadas, trouxe-me olhos para estações nas quais não me detinha e a certeza de que, nessa estadia, o tempo é a nossa maior delicadeza e deve ter bons destinos, não devendo ser desperdiçado em portas que não se abrem ou lugares onde não somos esperados. O atendimento psicoterápico a enlutados enriqueceu o respeito pelas pessoas que atravessam períodos de luto e perdas. São dores únicas e, em geral, pedem espaços de escuta; a memória precisa de voz e espaço.

No texto a seguir, descrevo parte da vivência do atendimento psicoterápico a enlutados.

Recebo você certa de não saber a dimensão de suas dores. Aprendi que a vida é esse lugar onde cultivamos flores das mesmas espécies, mas que brotam de maneiras diferentes, únicas e ímpares nos quintais da alma. Você chega com medo, mas sinalizando uma coragem que talvez nem perceba ou compreenda. Você se atreve a conversar com sua dor.

Senta, chora, se desespera, me fala de vazios que doem, espaços que sobram no quarto, cadeira esquecida, poltrona chorosa, xícaras e talheres que repousam esperando mãos. Conta da vida esquecida pela casa em sapatos, roupas, perfumes, nessas miudezas que nos dizem quem somos.

Você fala de medos, seu coração parece mudar de lugar, a cabeça flutua fora do corpo, perdeu o paladar, brigou com o sono. Sente medo, ouve vozes e passos, espera chegadas que não acontecem, confunde-se sobre as despedidas, momentos em que não sabe mais o que é real. Sente medo da desorganização que os desencontros trazem.

Dentro do seu pesadelo, abro espaço para sua dor, como se entregasse folhas onde você pudesse escrever suas histórias de hoje e de ontem; abro espaço para o amanhã que não aconteceu, ajudo você a mudar de sonhos, dou legendas para o que você não nomeia, vagarosas, sem pressa – permissões para encontrar o tempo da sua própria dor.

Você me diz que o mundo lá fora tem pressa, pede que você acelere e acalme sua saudade. Eu lhe conto que o mundo lá fora, às vezes, tem ruas estreitas para dor. Caminhamos, descobrindo que o tempo é um senhor que não usa as mesmas roupas em todas as despedidas, caminhamos acreditando que essa perda é sua e somente você sabe das coisas das quais se despediu.

Caminhamos assim, vagarosamente, como se fôssemos donas dos relógios do mundo. Passearemos por ruas onde residem memórias da sua saudade, vasculharemos quartos e prateleiras da sua vida. Não, você não será mais a mesma, mas após tantos mergulhos descobrirá lugares para sua saudade. Levantará, esticará os lençóis da cama, fará um café, sentará na varanda e, sorrindo, lembrará de um amor que partiu. Despertará arrumando outro jeito de amar. Negar esse amor e essa história seria outra morte.

Só podemos definir o tamanho dos vazios diante da ausência de quem amamos em nossa vida. Nosso coração tem endereço único, nossos caminhos são feitos a partir dos nossos pés. Não podemos dar receitas para amores e histórias que não são nossas.

Precisamos de espaços para a tristeza, para os dias que viram noites, a comida que não desce, o coração que acelera, o sono que não chega. Precisamos tratar bem a dor para que ela abra espaço para a saudade. E quanto vale uma saudade? Uma saudade vale o preço do amor. A gente pisca os olhos e começa a correr em quintais que não existem mais, estranhando como o mundo era grande, apesar de pequeno, precisando de pouca gente para ser povoado. Deita no berço, chora, faz hora com o relógio, busca a criança que ficou lá, brinca no quintal, tendo como destino o banho, a comida na mesa, o cobertor colorido no berço, o primeiro dia na escola, o susto de ver como as ruas eram insuficientes para tantas descobertas.

Uma saudade pode valer os abraços no medo do escuro, o sopro que curava o machucado, o bolo de aniversário, as histórias contadas antes de dormir. Pode valer o primeiro futebol, a primeira briga de rua, a bolinha de gude, a pipa construída por quatro mãos e o vento que favorecia olhos voltados para o colorido no céu. Pode vir fantasiada de primeiras juras de amor, planos futuros, beijos, tinta na parede, escolha dos móveis, pequenas e grandes viagens, abraços na dor, brigas, lágrimas e novos abraços, sorrisos e a vida repleta de encantamentos.

Uma saudade pode vir na barriga crescendo, em sapatinhos, fraldas, mamadeiras e num amor que ultrapassa as nuvens. Nossas mãos passearão pelo banho, cabelos penteados, tarefas escolares, chamadas na escola, acampamentos no colchão, filmes e pipoca.

Uma saudade terá cheiro, nome e rosto, será tocada nas viagens da alma pelas ruas da memória. Amanhecerá de olhos inchados, pedindo mais, anoitecerá de mãos cheias, devolvendo gratidão. Se esconderá dos lugares vazios, pois sua única exigência será sinalizações que apontem para a existência do amor. Seus cômodos comportarão pai, mãe, filhos, avós, amigos. Comportarão nossa história e a descoberta de chegadas e partidas, do amor acompanhado da dor em que um não existirá sem o outro.

13.
Pesquisas e práticas sobre luto no exterior e no Brasil

Maria Helena Pereira Franco

Em 1998, quando fundei o Laboratório de Estudos e Intervenções sobre o Luto – (LELu), na Pontifícia Universidade Católica de São Paulo (PUC-SP), havia no Brasil estudos sobre tanatologia, com destaque para o trabalho de pesquisa das professoras Wilma da Costa Torres, da Universidade Federal do Rio de Janeiro (UFRJ) e Maria Julia Kovács, da Universidade de São Paulo (USP). Em Belo Horizonte, destacavam-se Evaldo e Gislaine Assumpção. Pesquisa sistemática e publicada sobre luto eu não havia encontrado, mesmo após extensa busca com os recursos tecnológicos da época.

Na apresentação da edição comemorativa dos 40 anos de publicação de *Sobre a morte e o morrer*, de Elizabeth Kübler-Ross, o professor Allan Kellehear destaca como a obra se manteve atual, mesmo se considerando os avanços da ciência desde a primeira edição, que abriram questionamentos sobre a morte e o morrer.

Discute-se muito a descrição de Kübler-Ross (2009) sobre as fases do morrer e a própria autora, em suas últimas obras, ressaltou quanto sua proposta foi mal compreendida por aqueles que não consideravam as variáveis presentes no processo de morrer. Ainda assim, sua contribuição merece respeito, porque ousou quebrar um tabu na formação dos médicos e deu voz aos pacientes e a seus familiares, auxiliando os profissionais que lidam com a morte no cotidiano. Sem dúvida, para falar em luto no mundo contemporâneo, esse destaque a Kübler-Ross não pode deixar de ser feito.

Hoje vemos no Brasil avanços substantivos tanto nas pesquisas como nas práticas para trabalhar com luto, embora ainda tímidos se comparados com o que encontramos no exterior, notadamente na Europa e nos Estados Unidos, com importantes manifestações recentes vindas da Ásia. O que eu encontrara quando estive várias vezes em Londres, nas décadas de 1980 e 1990, para a pesquisa do doutorado e para o estágio pós-doutoral, se destaca até a atualidade. Na Inglaterra, pesquisar e dar atenção ao luto era prática corrente, iniciada sobretudo pelos estudos de Bowlby (1989, 1990, 1997, 2004), durante a Segunda Guerra Mundial, com famílias britânicas enlutadas, desalojadas, refugiadas. Evidentemente, não nos podemos esquecer da publicação de *Luto e melancolia* (1974), de Freud, que representa um marco nos estudos sobre o luto por introduzir a concepção de trabalho de luto como necessário para que o enlutado entrasse em contato com seu psiquismo atingido pela perda e pudesse integrá-la e vivenciá-la. Ainda na Inglaterra, e com expressão mundial, o trabalho do psiquiatra Colin Murray Parkes (1998, 2009) se destaca desde a época em que trabalhava com John Bowlby na Clínica e Instituto Tavistock em Londres. Parkes foi responsável, em 1957, pela implantação e coordenação do programa de assistência ao luto no St. Christopher's Hospice, a convite de sua fundadora, Cecily Saunders, até o presente, quando é presidente honorário da organização britânica Cruze, que capacita redes de voluntários que oferecem suporte ao luto, além de se manter ainda no St. Christopher's para cursos e consultoria. Vale destacar a ação de Cicely Saunders (1990) no moderno movimento dos *hospices*[1], como bem relata Clark (1998, 2001), que integrou a atenção ao luto para pacientes em fase final de vida e a seus familiares.

Em publicação anterior (Franco, 2010), apresentei o histórico dos estudos sobre o luto a fim de contextualizá-lo. Se antes ele constituía uma experiência dominada por tratamentos médicos, hoje é definido como uma experiência subjetiva de enfrentamento do rompimento de um vínculo (Parkes, 1998, 2009; Barbosa, 2010; Franco, 2010). A base seminal desse pensamento veio de Bowlby (1990) e de sua teoria do apego.

O fato de ser uma experiência subjetiva não exclui a importância do contexto cultural no qual as pessoas se vinculam e vivem os rompimentos, como destacam Parkes, Laungani e Young (1997). Esse é outro aspecto que tem merecido muita atenção dos pesquisadores do luto, sobretudo se considerarmos que no mundo pós-moderno as fronteiras culturais se apresentam pouco definidas. Para Rosenblatt (2013), os padrões utilizados para a definição de luto complicado são calcados na cultura ocidental e, ainda que restritos a esse contexto, não possibilitam consenso. Stroebe e Schut (2005) já haviam apontado esse problema, o que reforça a ideia de que o conceito de luto requer estudos que sejam culturalmente sensíveis.

Uma questão que vem merecendo atenção por parte dos pesquisadores que buscam o diálogo entre resultados de pesquisa e necessidades da prática clínica diz respeito ao conceito de luto

---

1. Instituições que oferecem cuidados para pessoas com diagnóstico de doença crônica ou que ameace a vida, independentemente dos tratamentos que visem à cura. Objetivam qualidade de vida e envolvem o paciente e a família nos cuidados.

complicado. Tradicionalmente entendido como luto patológico – aquele que se distanciava da vivência de pesar e reconstrução de vida que se encontrava no luto normal –, esse conceito passou por importantes questionamentos desde as últimas décadas do século 20. Bromberg (2000) e Ruschel (2006), no Brasil, e Shear *et al.* (2011) e Prigerson *et al.* (1997a, 2007), nos Estados Unidos, consideram que a evolução do luto complicado pode vir a desencadear alterações na saúde, o que justifica a necessidade da avaliação psicológica como ferramenta de prevenção para as pessoas enlutadas. Novamente, pesquisa e prática clínica dialogam.

Essa indagação tem importância não só pela prevenção do luto complicado, mas também pelo risco de seus desdobramentos em transtornos psicológicos, alterações endócrinas e neuroendócrinas e alterações psicofisiológicas (sono, apetite, nível de cortisol, mudanças comportamentais). Consequentemente, para embasar decisões sobre as técnicas terapêuticas que serão utilizadas.

Conjugar pesquisa e prática exige um posicionamento que nem todas as organizações ou universidades estão dispostas a oferecer. No LELu da PUC-SP, conquistamos um espaço que tem nos possibilitado ocupar esse lugar, ampliando-o para a formação de psicoterapeutas especializados em luto, sempre com fundamento em pesquisas. Na Universidade de São Paulo, destacam-se o Laboratório de Estudos sobre a Morte (LEM), coordenado pela professora doutora Maria Julia Kovács (2003), do Instituto de Psicologia, e o Núcleo Interdisciplinar de Pesquisa em Perdas e Luto (Nippel), coordenado pela professora doutora Regina Szylit, da Escola de Enfermagem.

Considerando-se que ciência é cumulativa e viva, pelos questionamentos que levanta, tenho revisto conceitos que em outros tempos faziam sentido para mim (Franco, 2002, 2008) e questionado outros, sobretudo a questão da inserção do luto na quinta edição do *Diagnostic Statistical Manual for Mental Diseases* (DSM) (Rando *et al.*, 2012). Na prática clínica, venho debatendo todas essas questões diuturnamente, visando oferecer atenção às pessoas enlutadas com o melhor que a ciência e a ética me possibilitam (Franco e Polido, 2014).

O luto normal, segundo Barbosa (2010), Franco (2010) e Ruschel (2006), é o processo pelo qual o indivíduo compreende e aceita a perda do ente querido, adaptando-se à condição de viver sem aquela pessoa. Assim, resta a necessidade de entender o papel da tristeza no luto num mundo que valoriza a alegria, o sucesso, o bem-estar, o esquecimento e não as lições da memória. Mann e Freed (2007) discutem o modelo neurobiopsicossocial para a compreensão da tristeza como componente essencial do luto, podendo constituir uma resposta adaptativa no processo. Diferenciam a tristeza subsequente a uma perda da depressão existente previamente à perda, como um quadro distinto do luto.

Com foco na identificação do luto complicado e de suas implicações para a pessoa enlutada, Rando *et al.* (2012) consideram que de 10% a 20% dos casos de luto não seguem o curso normal de vivência da perda, gerando transtornos que merecem avaliação clínica. Tal conclusão resultou de uma reunião que congregou pesquisadores e clínicos no encontro do International Work Group on Death, Dying and Bereavement (IWG), do qual faço parte. Especificamente compus esse subgrupo que discutiu luto complicado, diante da proximidade da publicação da quinta edição do DSM. Nesse grupo, encontravam-se pesquisadores e clínicos de países como Canadá, Nova Zelândia, Inglaterra e Brasil, todos com a preocupação de não patologizar um processo normal nem tratar com superficialidade um processo que poderia necessitar de cuidados.

Considerando-se essa parcela da população enlutada que apresenta dificuldades de lidar com a perda e desenvolve sintomas debilitantes e incapacidade funcional, pode-se encontrar aí um luto complicado ou, mais especificamente, um luto prolongado (Stroebe e Stroebe, 1993; Regehr e Sussman, 2004; Prigerson, 2004; Prigerson, Vanderwerker e Maciejewski, 2008). São reconhecidas também as implicações do luto sobre a saúde mental, em transtornos depressivos, ansiedade, desespero, descrença e anestesia emocional (Stroebe, Stroebe e Domittner, 1988; Ott *et al.*, 2007; Prigerson, Vanderwerker e Maciejewski, 2008). Também foram documentados os efeitos adversos sobre a saúde física, que incluem prejuízo temporário da imunidade corporal, aumento no número de consultas médicas, hospitalizações, cirurgias e aumento da taxa de mortalidade das populações enlutadas quando comparadas à população geral (Parkes, 1998).

Entre os extremos de uma reação de luto adaptada, que não necessita de intervenção terapêutica, e as síndromes psiquiátricas, encontra-se uma população intermediária de indivíduos que apresentarão um transtorno de luto complicado e merecerão um tratamento que os alivie dos intensos sintomas emocionais (Prigerson *et al.*, 1995b, 1997, 1999). É importante esclarecer, de acordo com Boelen e Prigerson (2007), que o transtorno de luto prolongado é diferente da depressão e da ansiedade, sendo indicativo de limitações na qualidade de vida e na saúde mental.

Holland *et al.* (2009) acrescentam que as reações patológicas distintivas do luto prolongado se definem principalmente pela gravidade dos sintomas, que persistem por mais de seis meses. O critério tempo salienta que os seis meses de perturbação devem ser consecutivos, independentemente da distância em que ocorrem em relação à perda.

Nesse campo se destaca, como comprova sua extensa obra, a pesquisadora Holly Prigerson, do núcleo de pesquisa sobre luto da Universidade de Harvard, Estados Unidos. Com sua equipe, ela desenvolveu o conceito de luto prolongado, que não substitui – nem é sinônimo de – luto complicado, mas compõe uma manifestação deste (Prigerson, 2004; Prigerson *et al.*, 1995a; Prigerson *et al.*, 1997b; Boelen e Prigerson, 2007; Prigerson *et al.*, 2007).

Levando o foco para a área de cuidados paliativos, crescente em ação e pesquisa nas últimas décadas, Franco (2014) destaca a importância dos cuidados para a prevenção de luto complicado, por possibilitar que o luto antecipatório seja trabalhado, incluindo a família no processo de adoecimento e do luto. Para Hudson *et al.* (2012, 2015), buscam-se diretrizes relacionadas ao luto e ao suporte psicossocial para orientar e educar sobre este na unidade de cuidado.

Atentos à realidade da crescente violência urbana, causadora de luto complicado, Rynearson e Sinnema (1999) pesquisaram intervenções com enlutados por homicídio, concluindo que essas pessoas requerem mais do que atenção psicológica: demandam também atenção voltada para segurança pessoal, física e psicológica, que pode ser obtida com ações de saúde pública.

Questões associadas à eficácia e aos custos dos programas de intervenção no luto também compõem o foco das pesquisas sobre luto e sua relação com a prática clínica (Jordan e Neimeyer, 2003; Neimeyer, 2012) para dirigir esses esforços especificamente às pessoas que deles mais necessitam e poderão deles se beneficiar. Neimeyer (2012) considera que essa especificidade de prevenção terciária é mais eficaz, quando comparada às formas de prevenção primária orientada para aqueles que sofreram uma perda ou à prevenção secundária, que se baseia em fatores de risco para que os indivíduos venham a desenvolver um luto complicado, como apontam Schut e Stroebe (2005). Assim, considerando-se as especificidades do processo de luto, é possível discutir as abordagens psicoterapêuticas indicadas para essa população.

Friedrichsen *et al.* (2013) pesquisaram o processo e a experiência de adultos enlutados que tivessem participado de grupo terapêutico, objetivando identificar o resultado da abordagem. Obtiveram uma compreensão sobre o pensamento de pessoas enlutadas por longo tempo e concluíram que, em lugar de assumir que todos nessas condições precisam do mesmo tipo de tratamento, deveria ser oferecida uma gama ampla de possibilidades terapêuticas, uma vez que o tempo decorrido não é a única variável de peso.

Outros estudos (Shear *et al.*, 2005, 2006, 2011; Silverman, Johnson e Prigerson, 2001) ocuparam-se de avaliar condições predisponentes a luto complicado em populações especificas, apontando que as intervenções devem apresentar cuidado na identificação das necessidades e oferecer opções alinhadas com essas necessidades, sem modelos preconcebidos.

Em 2016, no 11º Congresso Nacional da Psicologia da Saúde, ocorrido em Lisboa, tive a oportunidade de apresentar trabalhos que integram pesquisa e prática sobre luto desenvolvidos no LELu (Franco *et al.*, 2016). Anteriormente, em 2014, no Congresso Internacional sobre Luto no Mundo Contemporâneo, em Hong

Kong, introduzi, juntamente com as alunas que a executaram (Franco *et al.*, 2014), pesquisa que vem sendo realizada no LELu com o objetivo de identificar o perfil demográfico e clínico das pessoas enlutadas que o procuram para psicoterapia, a fim de definir os procedimentos de diagnóstico e intervenção para luto. Desde 2011, utilizamos o instrumento Hogan Grief Checklist (HGCL) (Hogan, Greenfield e Schmidt, 2001; Hogan e Schmidt, 2002), que oferece informações clínicas importantes para subsidiar discussões teóricas e clínicas sobre a pessoa enlutada. Embora ainda não adaptado para o Brasil, sua utilização, em conjunto com a entrevista clínica diagnóstica específica para luto, tem possibilitado decisões seguras sobre as abordagens psicoterapêuticas a empregar. A utilização desse instrumento quantitativo, a par com a entrevista clínica, tem sido feita com o cuidado preconizado pela autora (Neimeyer e Hogan, 2001).

Como vimos, pesquisa e intervenção sobre luto no Brasil ainda engatinham quando comparadas às que ocorrem em outros centros, como as Universidades de Harvard e de Utrecht. Nesta última, encontra-se o núcleo de pesquisa sobre luto comandado por Margaret Stroebe e Henk Schut, autores que desenvolveram uma maneira própria de compreender o processo de luto – o Modelo do Processo Dual (Stroebe e Schut, 1999, 2001). Por esse modelo, não se entende o processo de luto como uma sucessão de fases, mas como a necessária oscilação entre o movimento voltado para a perda e o movimento voltado para a restauração, permitindo assim ao enlutado que, ao longo do processo, construa o significado para aquela perda. O grupo da Universidade de Utrecht tem pesquisado e publicado sistematicamente sobre luto (Stroebe *et al.*, 2001; Stroebe *et al.*, 2008; Stroebe, Schut, van den Bout, 2013).

Este capítulo certamente não pode ter a abrangência histórica, institucional e geográfica que o tema sugere, mas apresentou não só os centros de pesquisa sobre luto que têm destaque pela sua produção como discorreu sobre temas de pesquisa e sua aplicação na prática com indivíduos enlutados, tanto brasileiros como estrangeiros. Foram considerados apenas centros universitários que oferecem formação *stricto sensu,* por ser da concepção desta autora que, mesmo com os avanços proporcionados com a tecnologia de informação, só é possível aprender consistentemente sobre luto em cursos presenciais, com prática supervisionada, integrando a pesquisa na prática, porém com ética.

REFERÊNCIAS

BARBOSA, A. "Processo de luto". In: BARBOSA, A.; GALRIÇA NETO, I. (orgs.). *Manual de cuidados paliativos.* Lisboa: Faculdade de Medicina da Universidade de Lisboa, 2010, p. 487-532.

BOELEN, P. A.; PRIGERSON, H. G. "The influence of symptoms of prolonged grief disorder, depression, and anxiety on quality of life among bereaved adults: a prospective study". *European Archives of Psychiatry and Clinical Neuroscience,* v. 257, 2007, p. 444-52.

BOWLBY, J. *Uma base segura: aplicações clínicas da teoria do apego.* Porto Alegre: Artes Médicas, 1989.

______. *Apego e perda: a natureza do vínculo.* v.1. São Paulo: Martins Fontes, 1990.

______. *Formação e rompimento dos laços afetivos.* 3. ed. São Paulo: Martins Fontes, 1997.

______. *Apego e perda: tristeza e depressão.* 3. ed. São Paulo: Martins Fontes, 2004.

BROMBERG, M. H. P. F. *A psicoterapia em situações de perdas e lutos.* Campinas: Livro Pleno, 2000.

CLARK, D. "Originating a movement: Cicely Saunders and the development of St. Christopher's Hospice, 1957-67". *Mortality,* v. 3, n. 1, 1998, p. 43-63.

______. "Religion, medicine, and community in the early origins of St. Christopher's Hospice". *Journal of Palliative Medicine,* v. 4, n. 3, 2001, p. 353-60.

Franco, M. H. P. "Uma mudança no paradigma sobre o enfoque da morte e do luto no mundo contemporâneo". In: Franco, M. H. P. (org.). *Estudos avançados sobre o luto.* Campinas: Livro Pleno, 2002, p. 15-38.

______. "Psicologia". In: Oliveira, R. A. (org.). *Cuidado paliativo.* São Paulo: Conselho Regional de Medicina do Estado de São Paulo, 2008, p. 74-76.

______. "Por que estudar o luto na atualidade?" In: Franco, M. H. P. (org.). *Formação e rompimento de vínculos – O dilema das perdas na atualidade.* São Paulo: Summus, 2010, p. 17-42.

______. "Luto antecipatório em cuidados paliativos". In: Franco, M. H. P.; Polido, K. K. *Atendimento psicoterapêutico no luto.* São Paulo: Zagodoni, 2014, p. 27-35.

Franco, M. H. P.; Polido, K. K. *Atendimento psicoterapêutico no luto.* São Paulo: Zagodoni, 2014.

Franco, M. H. P. *et. al.* "Vivência do luto e a busca de psicoterapia". International Conference on Grief and Bereavement, Hong Kong, jun. 2014.

______. "Pesquisas e intervenções sobre luto: em busca da excelência possível". 11º Congresso Nacional de Psicologia da Saúde, Lisboa, 26-29 jan. 2016.

Freud, S. "Luto e melancolia". In: *Edição standard brasileira das obras completas de S. Freud.* Rio de Janeiro: Imago, 1974.

Friedrichen, M. *et al.* "Prolonged grievers: a qualitative evaluation of a support group intervention". *Palliative and Supportive Care,* 2013, p. 1-10.

Hogan, N. S.; Schmidt, L. A. "Testing the grief to personal growth model using structural equation modeling". *Death Studies,* v. 26, n. 8, set. 2002, p. 615-34.

Hogan, N. S.; Greenfield, D. B.; Schmidt, L. A. "Development and validation of the Hogan Grief Reaction Checklist". *Death Studies,* v. 25, 2001, p. 1-32.

Holland, J. *et al.* "The underlying structure of grief: a taxometric investigation of prolonged and normal reactions to loss". *Journal of Psychopathology and Behavioral Assessment,* v. 31, 2009, p. 190-201.

HUDSON, P. L. *et al.* "Guidelines for the psychosocial and bereavement support of family caregivers of palliative care patients". *Journal of Palliative Medicine*, v. 15, n. 6, 2012, p. 696-702.

______."Benefits and resource implications of family meetings for hospitalized palliative care patients: research protocol". *BMC Palliative Care*, v. 14, n. 73, 2015.

JORDAN, R.; NEIMEYER, A. "Does grief counseling work?". *Death Studies*, v. 27, n. 9, 2003.

KELLEHEAR, A. "Apresentação". In: KÜBLER-ROSS, E. *On death and dying – What the dying have to teach doctors, nurses, clergy and their own families*. Londres: Routledge, 2009, p. vii-xviii.

KOVÁCS, M. J. *Educação para a morte: desafio na formação de profissionais de saúde e educação*. São Paulo: Casa do Psicólogo/Fapesp, 2003.

KÜBLER-ROSS, E. *On death and dying – What the dying have to teach doctors, nurses, clergy and their own families*. Londres: Routledge, 2009.

MANN, J. J; FREED, P .J. "Sadness and loss: toward a neurobiopsychosocial model". *American Journal of Psychiatry*, n. 164, 2007, p. 28-34.

NEIMEYER, R. *Techniques for grief therapy: creative practices for counseling the bereaved*. Londres: Routledge, 2012.

NEIMEYER, R.; HOGAN, N. "Quantitative or qualitative? Measurement issues in the study of grief". In: STROEBE, M. S. *et al.* (orgs.). *Handbook of bereavement research, consequences, coping and care*. Washington: American Psychological Association, 2001, p. 89-118.

OTT, C. *et al.* "Spousal bereavement in older adults: common, resilient, and chronic grief with defining characteristics". *Journal of Nervous* e *Mental Disease*, v. 195, n. 4, 2007, p. 332-41.

PARKES, C. M. *Luto: estudos sobre a perda na vida adulta*. 3. ed. Trad. Maria Helena P. Franco Bromberg. São Paulo: Summus, 1998.

_____. *Amor e perda: as raízes do luto e suas complicações*. Trad. Maria Helena P. Franco. São Paulo: Summus, 2009.

PARKES, C. M.; LAUNGANI, P.; YOUNG, B. (orgs.). *Death and bereavement across cultures*. Londres: Routledge, 1997.

PRIGERSON, H. G. "Complicated grief". *Bereavement Care*, v. 23, n. 3, 2004, p. 38-40.

PRIGERSON, H. G.; VANDERWERKER, L. C.; MACIEJEWSKI, P. K. "A case for inclusion of prolonged grief disorder in DSM-V". In: STROEBE, M. S. *et al.* (orgs.). *Handbook of bereavement research and practice: advances in theory and intervention.* Washington: American Psychological Association, 2008, p. 165-86.

Prigerson, H. G. *et al.* "Complicated grief and bereavement-related depression as distinct disorders: preliminary empirical validation in elderly bereaved spouses". *American Journal of Psychiatry*, v. 152, 1995a, p. 22-30.

Prigerson, H. G. *et al.* "Inventory of complicated grief: a scale to measure maladaptive symptoms of loss". *Psychiatry Research,* v. 59, n. 1-2, 1995b, p. 65-79.

Prigerson, H. G. *et al.* "Traumatic grief: a case for loss-induced trauma". *American Journal of Psychiatry,* v. 154, n. 7, 1997a, p.1003-9.

______. "Traumatic grief as a risk factor for mental and physical morbidity". *American Journal of Psychiatry*, v. 154, 1997b, p. 616-23.

______. "Consensus criteria for traumatic grief". *British Journal of Psychiatry,* v. 174, 1999, p. 67-73.

______. "Prolonged grief disorder: a case for inclusion in DSM–V". In: Stroebe, M. S. *et al.* (orgs.). *Handbook of bereavement research and practice: 21st century perspectives.* Washington: American Psychological Association Press, 2007, p. 165-86.

Rando, T. A. *et al.* "A call to the field: complicated grief in the DSM-5". *Omega (Westport)*, v. 65, n. 4, 2012, p. 251-55.

Regehr, C.; Sussman, T. (2004). "Intersections between grief and trauma: toward an empirically based model for treating traumatic grief". *Brief Treatment and Crisis*, v. 4, n. 3, jan. 2004, p. 289-309.

Rosenblatt, P. C. "The concept of complicated grief: lessons from other cultures". In: Stroebe, M.; Schut, H.; van den Bout, J. (orgs.) *Complicated grief: scientific foundations for health care professionals.* Londres: Routledge, 2013, p. 28-39.

Ruschel, P. P. *Quando o luto adoece o coração: o luto não elaborado e infarto.* Porto Alegre: EdiPUCRS, 2006.

Rynearson, E. K.; Sinnema, C. S. "Supportive group therapy for bereavement after homicide". In: Blake, D.; Young, B. (orgs.). *Group treatments for post-traumatic stress disorder.* Filadélfia: Brunner/Mazel, 1999, p. 137-47.

Saunders, C. *Hospices and palliative care – An interdisciplinary approach.* Londres: Edward Arnold, 1990.

Shear, K. M. *et al.* "Complicated grief: a randomized controlled trial". *JAMA*, v. 293, n. 11, 2005, p. 2601-8.

______. "Screening for complicated grief among Project Liberty service recipients 18 months after September 11, 2001". *Psychiatric Services*, v. 57, n. 9, set. 2006, p. 1291-97.

______. "Complicated grief and related bereavement issues for DSM-5". *Depression and Anxiety*, v. 28, n. 2, 2011, p.103-17.

Schut, H; Stroebe, M. "Interventions to enhance adaptation to bereavement". *Journal of Palliative Medicine*, v. 8, n. 1, 2005, p. 140-47.

Silverman, G. K.; Johnson, J. G.; Prigerson, H. G. "Preliminary explorations of the effects of prior trauma and loss on risk for psychiatric disorders in recently widowed people". *Israel Journal of Psychiatry and Related Sciences*, v. 38, n. 3-4, 2001, p. 202-15.

Stroebe, M.; Schut, H. "The dual process model of coping with bereavement: rationale and description". *Death studies*, v. 23, n. 3, 1999, p. 197--224.

______. "Models of coping with bereavement: a review". In: Stroebe, M. S. *et al.* (orgs.). *Handbook of bereavement research and practice: consequences, coping and care.* Washington: American Psychological Association, 2001, p. 375-403.

______. "Complicated grief: a conceptual analysis of the field". *Omega*, v. 52, 2005, p. 53-70.

Stroebe, W.; Stroebe, M. S. "Determinants of adjustment to bereavement in younger widows and widowers". In: Stroebe, M. S.; Stroebe, W.; Hansson, R. O. (orgs.). *Handbook of bereavement.* Nova York: Cambridge University Press, 1993, p. 208-26.

Stroebe, W.; Stroebe, M. S.; Domittner, G. "Individual and situational differences in recovery from bereavement: a risk group identified". *Journal of Social Issues*, v. 44, 1988, p. 143-58.

Stroebe, M.; Schut, H.; van den Bout, J. (orgs.) *Complicated grief: scientific foundations for health care professionals.* Londres: Routledge, 2013.

Stroebe, M. S. *et al.* (orgs.). *Handbook of bereavement research and practice: consequences, coping and care.* Washington: American Psychological Association, 2001.

______. *Handbook of bereavement research and practice: advances in theory and intervention.* Washington: American Psychological Association, 2008, p. 165-186.

14.
Luto não autorizado

Gabriela Casellato

O TERMO "LUTO NÃO autorizado" deve ser usado para toda e qualquer situação de luto que não pode ser socialmente sancionada, reconhecida abertamente ou expressa publicamente.

De certa forma, todos aqueles que já enfrentaram perdas na vida em algum momento do processo de luto sentiram-se não autorizados para experimentar e expressar seu pesar. Isso pode ser explicado pela falta de empatia crescente que observamos nas relações sociais atuais, presenciais ou virtuais, íntimas ou não, impulsionadas por uma constante ansiedade de seguir adiante, retomar o controle e defender-se do sofrimento psicológico normal e inevitável diante de perdas. Vivemos em tempos em que a validação se tornou tarefa do psicoterapeuta e não mais uma resposta social natural diante das expressões emocionais de outro ser humano diante da dor da perda.

"Só consigo falar sobre isso com você" é uma frase recorrente em meu consultório, nos de colegas e de alunos. Quando o suporte social se tornou tarefa quase exclusiva da rede formal (profissionais da área da saúde) de um enlutado, devemos considerar que nossa sociedade caminha na direção do adoecimento psíquico, pois a tristeza cada vez mais se torna sintoma a despeito do seu contexto, intensidade e duração.

Assim, o direito ao luto é o foco de intervenções preventivas e de suporte psicossocial oferecido por profissionais de saúde que atuam com enlutados.

AS REGRAS DO LUTO EM NOSSA SOCIEDADE

A forma como nos enlutamos, o modo como vivemos essa experiência e nos expressamos a respeito dela são carregados e moldados por expectativas sociais. Pessoas que expressam seu luto inapropriadamente não terão autorização, reconhecimento e apoio das pessoas ao seu redor. Ou, ainda, poderão inibir sua expressão por experimentar uma autocensura resultante dos mesmos parâmetros socioculturais.

Como já descrevi em outras publicações (Casellato, 2013, 2015), nossas reações e manifestações de luto sofrem forte influência cultural, socioeconômica e das regras sociais associadas aos gêneros.

Cada sociedade manifesta regras próprias acerca do luto, definindo o modo como os indivíduos podem se enlutar e desenvolvendo um conjunto de normas que estão a serviço de especificar: "*quem* pode se enlutar em determinado contexto"; "*quando* pode expressar o pesar"; "*onde* pode expressá-lo"; "*como*"; "*por quanto tempo*"; "*por quem*". Aqueles que se enlutam de modo diferente do da maioria correm o risco de ter seus lutos não autorizados, e por isso, banalizados e inibidos.

Reações emocionais intensas podem ser bem toleradas em nosso país, mas em sociedades mais tradicionais isso poderia ser bastante inadequado. Vale lembrar que no Brasil temos várias subculturas, o que por vezes se torna mais um desafio na validação do luto.

Segundo Doka e Martin (2002), a cultura afeta muita mais do que nossa forma de expressar pesar. Afeta os estilos de apego, que definirão nossa percepção sobre a vida e sobre a perda, influenciando nossos recursos de enfrentamento e a natureza e a intensidade de nossas reações.

Outra variável de franqueamento é a classe social a que o indivíduo pertence, o que influencia o modo de vida possível para cada esfera social, no qual as pessoas compartilham o mesmo nível de prestígio, os recursos sociais e materiais. Entende-se como recursos não só aspectos práticos e concretos, mas também valores, atitudes e prestígio ocupacional (Doka e Martin, 2002). Por exemplo: pelas precárias condições de acesso aos tratamentos de saúde, perdas causadas por aborto espontâneo são mais frequentes entre mulheres de classes sociais mais baixas e, por essa razão, o luto daí oriundo será percebido por esse estrato social de forma distinta daqueles que mais raramente experimentam essa situação. Nessas condições, é possível observar a banalização do luto em razão de um aborto.

Outra variável muito influente nas regras sociais de luto se refere às expectativas sobre as diferenças de gênero na expressão do pesar.

Podemos considerar um espectro contínuo de expressões do pesar, que varia do estilo predominantemente intuitivo ao predominantemente instrumental (Doka, 2002).

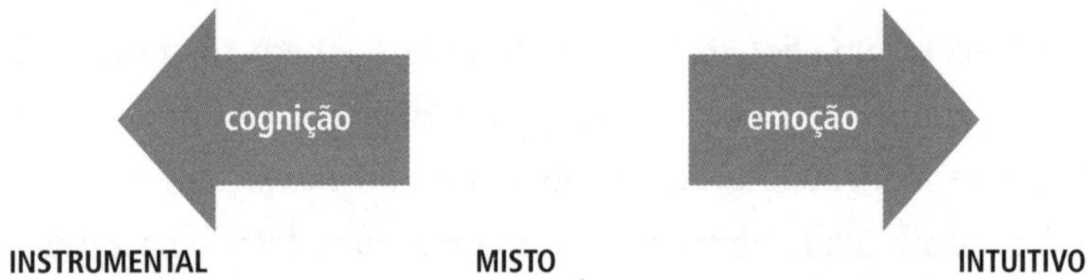

Os enlutados intuitivos tendem a expressar seu luto em ondas de afeto, manifestando o pesar de forma pública, compartilhando a dor e ventilando a perda. A experiência de luto é percebida como profunda; os sentimentos são variados e intensos, aproximando-se do chamado luto agudo. Predominam emoções que variam, indo de choque e descrença a tristeza avassaladora, com falta de energia e de motivação. Portanto, observamos nesses indivíduos uma prevalência da expressão emotiva.

Já os enlutados instrumentais tendem a expressar o luto com manifestações cognitivas, físicas e comportamentais. Predomina o desejo de controlar sentimentos, bem como a relutância em falar sobre eles. Por isso, esses indivíduos preferem atividades voltadas para a solução de problemas e de controle do meio.

Porém, cabe ressaltar que, como as expressões de pesar são um *continuum*, algumas pessoas apresentam um estilo misto, cujas reações podem mudar da predominância instrumental para a intuitiva e vice-versa.

Em nossa sociedade, espera-se que homens expressem o luto de forma instrumental e que as mulheres o façam de maneira intuitiva. Quando isso não acontece, observa-se uma censura expressiva. Homens que não demonstram seu luto de forma instrumental não serão percebidos como enlutados e podem não reconhecer a si mesmos dessa forma. Assim, uma resposta mais emotiva será associada a outras razões, fazendo que eles sejam considerados fragilizados e até depressivos. Já as mulheres, quando manifestam reações predominantemente instrumentais, não são validadas como enlutadas. Elas podem, ainda, ser interpretadas numa condição de negação e choque – ou como frias e insensíveis em relação à perda. De modo geral, observa-se que a censura e o julgamento mais prejudiciais ainda se dão em torno das expressões instrumentais femininas.

Outra possibilidade de não franqueamento se dá quando os enlutados apresentam predomínio de expressões instrumentais pouco tempo após a perda ou quando manifestam reações intuitivas muito tempo depois dela. Essas situações sugerem a relação entre estilos de expressão do pesar *versus* tempo de enlutamento. O modelo do processo dual de luto (Stroebe e Schut, 1999) ajuda-nos a compreender esse tipo de expectativa. Ele identifica dois tipos de parâmetro no enfrentamento do luto: o foco na perda e o foco na orientação para a restauração diante da vida que segue. Trata-se de um modelo dinâmico que concebe o luto como um processo de oscilação na regulação do enfrentamento. Assim, por vezes o indivíduo confronta a dor da perda e em outros momentos a evita. Tal dinâmica envolve diferentes tarefas de luto. Dessa forma, espera-se que inicialmente haja um predomínio de reações voltadas para o pesar e que, com o passar do tempo, predominem reações voltadas para a adaptação à vida. Portanto, as reações intuitivas são mais acolhidas no início do processo do luto, enquanto que instrumentais serão desejadas e consideradas normais com o passar do tempo.

Além do aspecto cultural, social e das diferenças de estilo e gênero, devemos considerar as condições espirituais do franqueamento do luto.

Segundo Doka e Martin (2002), a espiritualidade representa a forma como investimos na vida e que significados atribuímos a isso. Tais significados podem ser sustentados por crenças, filosofias e ideologias que conferem sentido às experiências que cognitiva e racionalmente não conseguimos explicar. As crenças espirituais costumam ajudar no enfrentamento da perda, mas ocasionalmente a natureza da perda pode ameaçar o sistema de crenças e a filosofia prévia de um enlutado.

A espiritualidade torna-se uma variável para o luto não autorizado quando o sistema de crenças não é franqueado em determinado contexto sociocultural, o que pode acontecer em duas situações: quando ele é imposto ao enlutado ou quando o sistema de crenças deste é desconsiderado ou desvalorizado pelas pessoas à sua volta – por exemplo, quando o terapeuta interpreta a crença do enlutado na vida após a morte como uma negação da ruptura do vínculo.

Nesse sentido, devemos considerar as diversas dimensões do não franqueamento do luto: intrapsíquica, política e interacional. A não validação se dá, numa primeira instância, pelo fracasso da empatia em diferentes dimensões (Doka, 2002, Casellato, 2015):

- *Do self com o self*: o próprio enlutado nega ou banaliza sua experiência de pesar. No nível intrapsíquico, o próprio self é agente e vítima da censura. (Casellato, 2015). Isso se dá por determinadas motivações intrapsíquicas para o não franqueamento, entre elas: profunda vergonha; estilo de apego predominantemente evitativo; pouca capacidade de enfrentamento; regras culturais rígidas.
- *Do self com a família*: no sistema familiar, observa-se que o luto é uma experiência individual, mas também social. Os

lutos individuais mutuamente se influenciam em consequência da necessidade de retomar a homeostase do sistema familiar diante da crise do luto. Quando o enlutado experimenta censura ou banalização dentro do próprio núcleo familiar, seu sofrimento se potencializa. Observa-se o rebaixamento de sua autoestima e a dificuldade de acessar a rede social para o apoio de que necessita.

- *Do self com a comunidade*: a mesma dinâmica do item anterior pode ser observada na relação com a comunidade. Além disso, o não reconhecimento do luto no contexto social pode acontecer de forma sobreposta em vários relacionamentos (colegas de trabalho, amigos, comunidade religiosa), agravando assim o isolamento social daquele que sofre a dor da perda.

CONSIDERAÇÕES FINAIS

Como vimos, o tempo de enlutamento é um fator que influencia a expectativa social em relação às reações de luto. Por isso, podemos considerar que todos os lutos serão não autorizados com o tempo (Doka, 2002). Diante desse desafio, a educação para a morte é um instrumento valioso no enfrentamento deste tipo de expectativa social. Portanto, falar sobre luto é ação preventiva e ainda temos muito que conquistar nessa direção.

O luto não franqueado é fator de risco para complicações no processo de luto e favorece o desenvolvimento de distúrbios de ordem física e psíquica, resultantes da censura e da banalização da dor. Consideramos que os maiores riscos estão relacionados às seguintes dificuldades:

- O não reconhecimento incrementa o desafio do enlutado.
- Aumenta o isolamento social e diminuem as chances de suporte social.
- Sentimentos de inadequação, culpa e vergonha se ampliam.
- Pode ocorrer inibição, cronificação ou distorção do processo de luto.

Dessa forma, o luto não autorizado pode favorecer o desenvolvimento de efeitos múltiplos, como: depressão, distúrbios emocionais, doenças psicossomáticas, abuso de substâncias e dificuldade de formar novos vínculos emocionais, além de incapacidade de lidar com perdas subsequentes.

Nessas condições, a ajuda mais efetiva é aquela que valida a dor e todo e qualquer aspecto do luto que está sendo inibido ou ignorado pelo enlutado e/ou sua rede social.

Fornecer ao indivíduo a oportunidade de expressar seus pensamentos e emoções e oferecer espaço para comportamentos que não necessariamente representam as expectativas sociais é dar-lhe condições de nomear sua dor e tornar-se ativo no processo de enfrentamento do luto.

Quando a escuta é efetiva, temos condições de ser empáticos com o outro e, com isso, criamos espaço para que ele manifeste o que até então estava sendo reprimido. Nesse contexto, os rituais podem favorecer a expressão do pesar, regulando de forma mais dinâmica e equilibrada o processo de luto.

O luto não autorizado é um importante termômetro das mudanças nos relacionamentos sociais. Além disso, tornou-se um conceito fundamental para a prática clínica, sinalizando aos profissionais de saúde mental que o exercício da empatia e do franqueamento do sofrimento psíquico é a chave para a construção da relação de cuidado e da eficácia do trabalho terapêutico.

REFERÊNCIAS

CASELLATO, G. (org.). *Dor silenciosa ou dor silenciada? Perdas e lutos não reconhecidos por enlutados e sociedade*. São Paulo: Polo Books, 2013.

______. (org.). *O resgate da empatia: suporte psicológico ao luto não reconhecido*. São Paulo: Summus, 2015.

DOKA, K. (org.). *Disenfranchised grief: new directions, challenges and strategies for practice*. Illinois: Research Press, 2002.

DOKA, K; MARTIN, T. "How we Grieve: culture, class and gender". In: DOKA, K. (org.). *Disenfranchised grief: new directions, challenges and strategies for practice*. Illinois: Research Press, 2002, p. 337-47.

STROEBE, M.; SCHUT, H. "The dual process model of coping with bereavement: rationale and description". *Journal of Death Studies*, v. 23, 1999, p. 197-224.

15.
Suicídio, luto e posvenção

Karina Okajima Fukumitsu

Um homem com uma criança nos ombros, batendo palmas, era seguido por um grupo que também batia palmas. Na direção contrária, uma mulher, com cara de desespero e chorando muito, também batia palmas e era acompanhada por um grupo que adotava o mesmo comportamento. Foi isso que testemunhei ao visitar o balneário do Camboriú, onde aprendi sobre a prática dos argentinos quando uma criança está perdida. A mobilização tem o intuito de chamar a atenção dos pais que estão à procura da criança e alertar as pessoas ao redor. O método consiste em colocar a criança perdida no ombro de alguém, com o objetivo de destacá-la da multidão para que seus pais consigam vê-la. Todos os que estão em volta batem palmas. Dessa forma, os pais que estão à procura do filho são guiados pelo som e identificam sua criança perdida.

Presenciei o momento em que a mãe desesperada reviu seu filho de 7 anos – ela o havia procurado exaustivamente por duas horas e meia. O reencontro parece ter apaziguado o coração de ambos, bem como acalantou o de todos os que se mobilizaram para que aquele momento acontecesse. Após o abraço, mãe e filho se resgataram. No mesmo instante em que se deu essa tocante situação, um cliente enviou mensagem dizendo que o filho de uma amiga se matara e perguntando como ele poderia acolhê-la e ajudá-la.

Dei-me conta do contraste da experiência: depois de ter testemunhado o resgate de um filho na praia, soube de outro filho que não pôde, infelizmente, ser salvo. E, embora sejam perdas diferentes – uma real e outra simbólica –, utilizei a experiência supracitada para estabelecer paralelos entre a perda temporária e a perda definitiva, repentina e violenta.

A mãe do jovem que se matou deverá lidar com o nunca mais: essa é a trágica situação dos sobreviventes, ou seja, das pessoas impactadas pelo suicídio. O nunca mais pode apavorar... O nunca mais corrói a alma.

O nunca mais emudece ou faz que a pessoa queira gritar com todas as forças para tentar resgatar a vida de quem deliberadamente não quis mais viver. Segundo Raimbault (1979, p. 169), "aceitar a morte do outro é aceitar um nunca mais de olhar, de voz, de ternura, bases das trocas com o outro, uma ausência de futuro no projeto imaginário comum, o ponto-final na partitura de um dos instrumentos de nossa sinfonia fantasmática".

A autoaniquilação provoca a sensação de desfalque e de falta de sentido. A vida daqueles que ficaram pode se tornar um caos. Nesse sentido, "o suicídio acaba com sofrimentos alheios e revela o desespero supostamente sem saída. Acabou para a pessoa que se matou, porém começou para quem fica – o sobrevivente" (Fukumitsu, 2013, p. 70).

O sobrevivente, de modo repentino, fica sabendo da morte daquele com quem convivia diariamente e desespera-se por saber que nunca mais verá a pessoa amada. São diversos os sentimentos e questionamentos que emergem durante o luto por suicídio, que se parece como uma montanha-russa sem fim. É um processo árduo, do qual o protagonista tem de extrair forças para continuar a viver apesar de se sentir "morto" ou "atropelado".

Flexhaug e Yazganoglu (2008, p. 17) apontam que "a estimativa mais comum revela que existem seis sobreviventes para cada morte por suicídio". Já Berman (2011) aponta que, embora seja difícil determinar com exatidão o número de sobreviventes diretamente impactados pelo suicídio, a média pode chegar a mais de 60 pessoas, sendo aproximadamente cinco membros diretos da família, 15 parentes, 20 amigos e 20 colegas de trabalho e da escola.

Nunca mais seremos os mesmos depois de uma tentativa de suicídio de quem amamos ou depois de o ato ter sido consumado – constatação extraída da experiência de ter uma mãe que tentou por várias vezes se matar. A cada tentativa dela, eu, com meus 10 anos de idade, morria junto. Nessa idade, aprendi que poderia socorrê-la, e toda vez que a levava ao pronto-socorro se iniciava um novo ciclo de vários questionamentos e inseguranças. Esse processo precipitou a necessidade de descobrir novas maneiras de manter minha qualidade de vida, apesar da fascinação da minha mãe pela morte.

Lembro que chorava muito quando compartilhava com outras pessoas a demanda de ter de "salvar" minha mãe de suas recorrentes tentativas de autoaniquilação. Pensando bem, aos 10 anos de idade, eu não podia fazer outra coisa a não ser chorar: era uma fonte inesgotável de lágrimas. Perguntava-me o tempo todo quando e se um dia seria capaz de parar de chorar pelo fato inexplicável de minha mãe não querer desfrutar de sua vida com qualidade, nem comigo, nem com minha irmã. Será que eu era tão ruim assim a ponto de não conseguir despertar mais vida na vida dela?

Formei-me então psicóloga e em 1993 iniciei meus estudos sobre a suicidologia, tentando encontrar as respostas que nunca obtive. Desde a graduação, portanto, reflito sobre as tentativas de suicídio e estimulo que a discussão sobre o manejo em crise suicida, bem como a capacitação e o treinamento de profissionais, componha a matriz curricular de universidades e cursos de especialização direcionados às áreas da saúde.

Para tanto, em 2005, escrevi o livro Suicídio e psicoterapia: uma visão gestáltica, republicado posteriormente como Suicídio e Gestalt-terapia (2012). Lembro que, ao publicá-lo, fui vista por alguns como "louca" e advertida de que "não deveria aproximar a temática do suicídio da psicologia", pois "inevitavelmente eu seria banida pelo grupo de psicólogos por querer trazer à tona um tabu". Porém, apesar de todo esse preconceito, ousei, enfrentei o medo de ser banida e fui congruente com meu propósito de iniciar um projeto para a prevenção ao suicídio no Brasil, que continua até o presente momento.

Retornando ao meu choro de criança, entendo que ele revelava um pedido de ajuda, tanto que o choro se tornou uma das intervenções que mais utilizo com os enlutados. Quando o enlutado chora e se mostra envergonhado por fazê-lo, costumo dizer: "Se tem choro, deve ser chorado; se tem raiva, é para ser sentida; se tiver medo, que seja vivenciado de maneira integral" (Fukumitsu, 2016, p. 233). Essa intervenção tem auxiliado na liberação da dor represada. Atualmente, entendo que meu choro se tornou ação em prol dos outros seres humanos que, como eu, viveram ou vivem o impacto do suicídio. Transformei choro em atitude altruísta. Transformei dor em amor pela profissão de psicóloga, que exerço como vocação. Transformei sofrimento em ampliação das possibilidades existenciais.

Embora eu soubesse que esse trabalho demandaria muita energia, paciência e estudos aprofundados, sempre tive certeza de que um dia o suicídio e sua prevenção receberiam o merecido destaque como um grande problema social e de saúde pública. A ousadia, a vontade de ampliar as possibilidades existenciais para lidar com o sofrimento humano e a intensa esperança fizeram que eu superasse a dificuldade com a tecnologia e, assim, me tornasse administradora do grupo do Facebook denominado "Suicídio: prevenção e posvenção no Brasil" (https://www.facebook.com/groups/364341807097926/) e das páginas "Suicídio: prevenção e posvenção no Brasil" e "Enlutamento por suicídio no Brasil". Dessa maneira, evidencio meu objetivo de que os cuidados e intervenções à vulnerabilidade existencial sejam ampliados no âmbito brasileiro, assim como tem acontecido em outros países.

O suicídio é um fenômeno que intriga, revolta, choca e traumatiza. Assim, se há suicídio há sofrimento – essa é a assertiva que tenho adotado para ofertar acolhimento diário em meu ofício de ser psicoterapeuta e suicidologista. De onde extraí e extraio forças para militar pela prevenção ao suicídio e para acolher os enlutados pela autoaniquilação? Creio que grande parte da minha esperança se dá pela crença de que em momentos de adversidade e de sofrimento existencial a única coisa que nos resta é acreditar. Acreditar é encontrar uma maneira de continuar. Confiar é encontrar uma maneira de perseverar. Para tanto, é preciso extrair flor de pedras,

> [...] termo que criei para designar o que pessoas podem ofertar para si e para o mundo apesar de se sentirem "demolidas e fragmentadas existencialmente". [...] Essa é para mim a grande beleza da existência humana: extrair do que aparentemente poderia ser um "nada" algo primoroso, belo e imbuído de vida. (Fukumitsu, 2016, p. 167-213)

O convite para extrair flor de pedras é feito tanto à pessoa em processo de morrência, que não encontra sentido na vida, quanto àquele que é impactado antes, durante e depois do suicídio. Como vimos, no caso do suicídio, o desaparecimento não tem volta e o nunca mais impera. E, por se tratar de uma morte repentina e violenta para aquele que é impactado, o tempo exige a espera – que significa não o retorno da pessoa amada, mas o retorno de si mesmo para continuar. Em estudo anterior (Fukumitsu, 2013, p. 69) apresentei a seguinte indignação: "quem mata quem quando um suicídio acontece?" Em outras palavras, a perda de um ente querido por suicídio implica a demanda urgente de se encontrar nos fragmentos. Dessa maneira, os questionamentos que se tornam figura são: como é viver sem a pessoa? Como retomarei minha vida?

Minha compreensão do luto por suicídio teve seu marco inicial no ano de 2009, quando entrei no doutorado por meio da pesquisa intitulada "O processo de luto do filho da pessoa que cometeu suicídio". Desse momento em diante, e também no pós-doutoramento – com a pesquisa "Cuidados e intervenções aos sobreviventes enlutados por suicídios" –, não meço esforços para, além de compreender o processo de luto dos sobreviventes, reivindicar um espaço para que o enlutado tenha o "direito de viver o luto digna e respeitosamente. Para que os sobreviventes tenham direito a um lugar onde sejam acolhidos, ouvidos, respeitados em sua dor e forma de enfrentamento singular" (Fukumitsu, 2013, p. 299). Nesse sentido, a posvenção, conceito proposto por Edwin Shneidman (1985, 1993, 1996, 2001), é definida como um conjunto de intervenções que se fazem após um suicídio.

> [...] a posvenção é a prevenção das próximas gerações. Dessa maneira, existem duas fases relevantes da abordagem do contexto suicida: a [...] da prevenção e a [...] da posvenção. Assim, enquanto o programa de prevenção visa à redução dos suicídios, a posvenção preocupa-se com o cuidado com os sobreviventes no que diz respeito ao pós-suicídio de um ente querido. (Fukumitsu, 2013, p. 58)

Os sobreviventes são artistas que buscam equilíbrio e transcendem a partir do caos. No entanto, há de se indagar se o luto seria um processo de sobrevivência e se os enlutados podem ser intitulados sobreviventes, sobretudo quando a alcunha não faz sentido para eles. É o caso de um dos colaboradores da minha pesquisa de doutorado, que escreveu:

> Preciso te dizer o que penso da expressão SOBREVIVENTE.
> Escutei repetidas vezes as palavras: sobreviver...
> Se ajustando...
> Não vivo isso!!! Viver não é sobreviver, é transviver, panviver...
> Não há voo sobre a vida...
> Não sou um sobrevivente. Sou vivente em plena imersão existencial. Fortalecido. Amadurecido. Lançado. (Fukumitsu, 2013, p. 182)

Com base nessa mensagem, resolvi indagar, na pesquisa do pós-doutorado, o que cada entrevistado pensava a respeito dos termos "sobrevivente" e "sobrevivência", e respeitei o ponto de vista de cada depoente na análise da pesquisa.

Certa indignação também surge e se expressa nas seguintes falas dos enlutados pelo suicídio: "Por quê?" "Para quê?" "O que acontecia com a pessoa que preferiu a morte à vida?" "Eu não acredito que ele fez isso comigo! Quem sabe se pedisse ajuda? Quem sabe se me contasse? Quem sabe se...?" – são inúmeros questionamentos e afirmações que muitas vezes ficam sem resposta. A falta de explicações ganha destaque na vida do enlutado. Quem teve consumada a morte autoinfligida retirou a possibilidade de outro continuar partilhando de sua trajetória existencial. Dessa maneira, o luto por suicídio se faz por meio do acúmulo do "quem sabe" e do "talvez", mas a verdade é levada com quem se matou. Nesse sentido, o luto por suicídio é concebido de modo diferente do luto decorrente de outras causas de morte (Smith, 2013; Jordan e McIntosh, 2011; Fukumitsu, 2013; Fukumitsu e Kovács, 2016).

A crença de quem tenta sobreviver ao impacto do suicídio é abalada, o que provoca inúmeros medos. Esses são "um dos piores impeditivos das nossas ações rumo à novidade. Medo comedido é importante, mas medo exagerado bloqueia nossas ações" (Fukumitsu, 2016, p. 246). Entre os medos mais citados pelos enlutados, destaca-se o da repetição, ou seja, de que o suicídio se repita na família. Esse medo pode ser compreendido pela transmissão intrapsíquica transgeracional ou pelos contextos familiares suicidogênicos (Ferreira, 2010; Fox e Roldan 2009; Krüger e Werlang, 2010; Cândido, 2011; Jamison, 2010; Fukumitsu, 2013).

Outros medos são explanados pelos sobreviventes: do desconhecido, dos sentimentos confusos, da estigmatização, da falta de sentido, de não dar conta da situação, de acusações.

As sensações mais comumente trazidas pelos enlutados pelo suicídio são a de que se é diferente dos demais e a de abandono. A intensidade de sentimentos confunde o enlutado, pois este deve administrar choque, torpor, ceticismo, vergonha, descrença, culpa e acusações, além de dificuldade de encontrar sentido nas coisas, raiva, frustração, arrependimento, dor, tristeza, entorpecimento e negação (Parkes, 1988; Franco, 2010; Franco e Polido, 2014; Kovács, 2003; Jamison, 2010, Flexhaug e Yazganoglu, 2008; Fukumitsu, 2013; Fukumitsu e Kovács, 2016; Andriessen e Krysinska, 2012; Cândido, 2011; Clark, 2007; Shneidman, 1985, 1993).

Aprendi inúmeras coisas com os preciosos depoimentos de outros colaboradores. Esses ensinamentos rumaram em direção à compreensão do suicídio e do processo de luto por suicídios, culminando nos cursos de extensão "Suicídio: prevenção e manejo do comportamento suicida" e "Suicídio e luto: uma tarefa da posvenção", que ministro anualmente no Instituto Sedes Sapientiae (São Paulo). No segundo deles, procuro discutir as seguintes questões: que dizer quando um suicídio acontece? Como acolher o sofrimento dos enlutados? Que fazer para demonstrar empatia e solidariedade quando a morte escancarada e interdita acontece?

Aprendi, sobretudo, que a autoaniquilação confronta a onipotência e coloca o sobrevivente na posição de não saber o que fazer. Cabe enfatizar que o não saber não significa necessariamente calar, pois o silêncio pode deixar a pessoa em ainda maior solidão. Compartilhar, portanto, pode proporcionar alívio aos enlutados, permitindo-lhes construir uma amizade que sirva de apoio. Segundo Rubem Alves (2015, p. 30-31),

> amizade é coisa que só cresce da solidão: ela é o encontro de duas solidões [...]. Solidão é o ar que se respira quando se entra nas paisagens da alma. A alma é uma paisagem. [...]. As paisagens da alma não podem ser comunicadas. A alma é um segredo que não pode ser dito. Por isso, quanto mais fundo entramos nas paisagens da alma, mais silenciosos ficamos. A alma é o lugar onde os sentimentos são profundos demais para palavras. [...]

Segundo essa lógica, é fundamental perceber que nunca se é o mesmo depois de um suicídio e que a rede de apoio é crucial. A escuta, o resgate de lembranças, o compartilhamento de dúvidas acerca dos motivos que fizeram a pessoa se matar são movimentos coletivos que permitem a reconciliação individual no processo de luto. Além disso, segundo a obra Caring in times of crisis: a crisis management/postvention manual for administrators, student assistance teams and other school personnel (Dreshman, Crabb e Tarasevich, 2001, p. 38) as falas que podem acolher o sofrimento do enlutado são: "Sinto muito pelo que aconteceu"; "Sinto muito que ele tenha morrido"; "O que posso fazer para ajudá-lo a atravessar essa fase?"; "Estamos juntos. Do que você precisa?"; "Eu gostaria de ter alguma resposta ou explicação sobre o que aconteceu, mas infelizmente não tenho"; "Se eu pudesse tirar de você esse sofrimento e fazê-lo sentir melhor, eu o faria, mas eu não consigo".

É preciso destacar que o processo de luto afeta o sistema familiar, no qual novas organizações devem ser realizadas – por exemplo, a redistribuição de tarefas domésticas. Parkes (1998, p. 126) assinala quatro consequências possíveis da família enlutada: "Os papéis e funções realizados previamente pelo membro perdido podem ficar sem ser realizados; um substituto para o membro perdido pode ser obtido fora do sistema familiar; os papéis do membro perdido podem ser assumidos por outros membros da família; e o sistema social pode ir à falência".

Como vimos, por vezes a culpa, as acusações e os medos invadem a pessoa em luto e lhe sequestram a esperança. "Você não tem culpa" – essa é a intervenção que não podemos utilizar com o sobrevivente, pois ele já está se sentindo culpado por não ter impedido o suicídio. Dizer que ele não tem culpa é o mesmo que dizer que ele não pode sentir o que sente.

Recordo de uma mulher cujo marido cometeu suicídio dois anos atrás. Quando liguei para agendar a primeira entrevista, deparei com a voz de seu marido na secretária eletrônica dizendo que não podia atender a ligação e que eu deveria deixar um recado pois ele "retornaria assim que pudesse". Ao mesmo tempo que estranhei, não julguei a necessidade de minha futura entrevistada manter gravada a voz do marido. Durante a conversa, compreendi que a culpa era a mola propulsora para que mantivesse a voz do marido na secretária eletrônica. A mulher disse: "Se eu tivesse ouvido todas as lamentações dele, poderia ter evitado a tragédia". Precisava manter a voz do marido com ela, anunciando às pessoas que a procuravam que seu mundo fora totalmente modificado com a morte do marido. Nesse quesito, a dor do outro nunca deve ser subestimada. É preciso, portanto, legitimar sentimentos, pois não podemos nos culpar pelo que sentimos, mas pelas ações que efetivamos quando sentimos.

O último ponto a ser destacado é a vergonha sentida por alguns sobreviventes que receberam pela mídia a notícia do suicídio de quem mais amavam. A exposição sem zelo é prejudicial àquele que enfrenta o processo de luto, sobretudo quando a notícia distorce a verdade e denigre a pessoa que se matou, oferecendo razões inócuas sobre as causas reducionistas a respeito do suicídio. Uma de minhas entrevistadas soube da morte do pai por um programa de TV que divulgou que o homem matara a amante e, posteriormente, tirara a própria vida. Há aqueles que desejam tripudiar sobre a vida alheia, fazendo comentários humilhantes e desmoralizadores sobre a pessoa que se matou. A exposição escancarada e descuidada do suicídio pode prejudicar o luto, que se torna interdito e dificulta ainda mais o processo daquele que deseja retomar sua vida. Somente a pessoa que se matou sabe de suas reais motivações para se autoaniquilar; por isso nenhuma elucubração dará conta de explicar o inexplicável. Nessa perspectiva, o objetivo da mídia deve ser o da comunicação e não o da exposição. E, mesmo que morto por suicídio, é importante não julgar o indivíduo por seu ato de autodestruição, muito menos rotulá-lo como "o suicida". Em vez de comentários, julgamentos e elucubrações, o sobrevivente merece condolências, respeito e privacidade Quero frisar: não podemos rotular aquele que se matou como "o suicida", pois ele não deixou de ser a pessoa que viveu conosco as experiências que lembraremos como nossa maior relíquia.

CONSIDERAÇÕES FINAIS

Afinal, como lidar com os enlutados por suicídio e com a dor que dilacera a alma daquele que foi ferido pela autoaniquilação de um ente amado?

Mesmo sendo o luto por suicídio uma jornada difícil, é possível sobreviver ao caos. É importante que o enlutado tenha certeza de que, mesmo que a ferida demore a cicatrizar, há esperança para que ele sobreviva ao "tsunami existencial" que o abalou. Por esse ângulo, o sobrevivente demanda acolhimento, respeito e cuidado ao sofrimento que se instalou em sua vida. Devemos evitar dar conselhos; dizer "eu sei o que você sente" ou "a pessoa está agora melhor do que estava" não contribui em nada com o processo. Além disso, não podemos determinar o tempo do luto do outro, tampouco devemos impedir que ele fale sobre quem morreu, pois não se pode tornar o nome daquele que se matou um tabu. Outro erro comum é modificar os cômodos da casa. A não ser que o sobrevivente peça, não mude as coisas ao redor, pois ele precisará de algumas lembranças concretas.

Ao contrário da perspectiva distorcida de que se o luto não for elaborado em alguns dias deve ser categorizado como doença, compreendo não ser possível acelerar o processo de luto. Luto não é doença, mas resposta e processo. Acelerá-lo seria impingir mais violência àquele que sofre com o impacto da morte por suicídio. Por não saber como ajudar, os amigos que sabem que a morte aconteceu por suicídio deixam de oferecer o mais imprescindível apoio que um ser humano pode ofertar: a escuta e o resgate das lembranças de quem morreu.

Finalizo este capítulo com algumas sugestões para cuidar do enlutado pelo suicídio. Se ele quiser compartilhar seu sofrimento, pergunte: "Você quer falar sobre alguma lembrança que tem da pessoa que se matou?" Tenho a convicção de que você não acionará nenhuma tristeza, pois esta já faz parte do processo de luto e acompanha o sobrevivente desde que o suicídio aconteceu.

No entanto, é fundamental oferecer um espaço para compartilhar a história que foi bruscamente interrompida.

Atualmente, percebo a mobilização da população brasileira em relação à temática. Existem vários grupos e páginas com os títulos "suicídio", "prevenção ao suicídio" e "posvenção" na rede social Facebook. O material sobre o tema, outrora escasso, tem se ampliado cada vez mais. Os grupos de apoio aos sobreviventes do suicídio também se desenvolvem em diversos lugares do Brasil. Sinto-me menos solitária no "trabalho de formiga" que estava acostumada a realizar.

É preciso mudar de foco, não apenas não superestimando o fato de a pessoa ter se matado como, no trabalho com o enlutado, relembrar o que de mais vivo habitava na pessoa que morreu. Por conseguinte, compartilhar histórias das pessoas que se mataram é uma oportunidade de tê-las vivas dentro de nós. Por isso, endosso mais uma vez a importância dos grupos de apoio, nos quais a troca de experiências proporciona ao sobrevivente a possibilidade de "estar o mesmo barco". Assim, se eu continuar a existir, quem morreu existirá também, por meio de minhas atitudes, da maneira de expressar quem sou e dos ensinamentos aprendidos por quem viveu comigo minha história.

REFERÊNCIAS

ALVES, R. "A solidão". In: *Sete vezes Rubem*. Campinas: Papirus, 2015, p. 30-35.

ANDRIESSEN, K.; KRYSINSKA, K. "Essential questions on suicide bereavement and postvention". *International Journal of Environmental Research and Public Health*, v. 9, n. 1, 2012, p. 24-32.

BERMAN, A. "Estimating the population of survivors of suicide: seeking an evidence base". *Suicide and life-Threatening Behavior*, v. 41, n. 1, 2011, p. 110-16.

Cândido, A. M. "O enlutamento por suicídio: elementos de compreensão na clínica da perda". Dissertação (mestrado em Psicologia Clínica) – Universidade de Brasília, Brasília (DF), 2011.

Clark, S. *Depois do suicídio: apoio às pessoas em luto*. Trad. Marcello Borges. São Paulo: Gaia, 2007.

Dreshman, J. L.; Crabb, C. I.; Tarasevich, S. *Caring in times of crisis: a crisis management/postvention manual for administrators, student assistance teams and other school personnel*. Chapin: Youthlight, 2001.

Ferreira, E. A. *Minha mãe se matou sem dizer adeus*. Rio de Janeiro: Record, 2010.

Flexhaug, M.; Yazganoglu, E. Alberta takes action on suicide. Best and promising practices – *Best and promising practices in suicide bereavement support services: a review of the literature*. Alberta: Alberta Health Services, 2008. Disponível em: <https://www.albertahealthservices.ca/assets/healthinfo/ip/hi-mhw-b-and-p-practices-in-suicide-bereavement-support-serv.pdf>. Acesso em: 26 mar. 2018.

Fox, J. Z.; Roldan, M. *Voices of strength: sons and daughters of suicide speak out*. Far Hills: New Horizon, 2009.

Franco, M. H. P. *Formação e rompimento de vínculos: o dilema das perdas na atualidade*. São Paulo: Summus, 2010.

Franco, M. H. P.; Polido, K. K. *Atendimento psicoterapêutico no luto*. São Paulo: Zagodoni, 2014.

Fukumitsu, K. O. *Suicídio e psicoterapia: uma visão gestáltica*. Campinas: Livro Pleno, 2005.

______. *Suicídio e Gestalt-terapia*. São Paulo: Digital Publish & Print, 2012.

______. *Suicídio e luto: histórias de filhos sobreviventes*. São Paulo: Digital Publish & Print, 2013.

______. *A vida não é do jeito que a gente quer*. São Paulo: Digital Publish & Print, 2016.

Fukumitsu, K. O.; Kovács, M. J. "Especificidades sobre processo de luto frente ao suicídio". *Psico*, v. 47, n. 1, 2016, p. 3-12.

Jamison, K. R. *Quando a noite cai: entendendo a depressão e o suicídio*. 2. ed. Rio de Janeiro: Gryphus, 2010.

Jordan, J. R.; McIntosh, J. L. *Grief after suicide: understanding the consequences and caring for the survivors*. Nova York: Routledge Taylor & Francis Group, 2011.

Kovács, M. J. *Educação para a morte: temas e reflexões*. São Paulo: Casa do Psicólogo, 2003.

Krüger, L. L.; Werlang, B. S. G. "A dinâmica familiar no contexto da crise suicida". *Psico-USF*, v. 15, n. 1, 2010, p. 59-70.

Parkes, C. M. *Luto: estudos sobre a perda na vida adulta*. São Paulo: Summus,1998.

Raimbault, G. *A criança e a morte*. Rio de Janeiro: Francisco Alves, 1979.

Shneidman, E. *Definition of suicide*. Michigan: Wiley, 1985.

______. Suicide as psychache: a clinical approach to self-destructive behavior. Londres: Jason Aronson, 1993.

______. *The suicidal mind*. Oxford: Oxford University Press, 1996.

______. "Comprehending suicide: Landmarks". In: *20th-century suicidology*. Washington: American Psychological Association, 2001.

Smith, T. *The unique grief of suicide: questions e hope*. Bloomington: iUniverse, 2013.

16.
Conectar enlutados: do degradar ao despertar e prosseguir

Gláucia Rezende Tavares

Não existe assunto mais inconveniente nas conversas do dia a dia do que compartilhar os nossos lutos. Raramente as pessoas refletem sobre a própria morte e como enfrentam tal realidade. A nossa mortalidade é uma condição incurável. Ao reconhecer, no ofício de viver, a vida por inteiro, celebramos as conquistas e buscamos assimilar nossas perdas.

Do âmago da minha dor, diante da perda da minha filha, aos 18 anos de idade, pude também conectar-me com uma fonte de recuperação. Diante da necessidade de elaborar meus sentimentos sobre a morte da Camile, em um acidente de carro, criei com meu marido, o pediatra Eduardo Carlos Tavares, um grupo de apoio a enlutados. O primeiro encontro reuniu 12 casais formados por familiares e amigos que tinham perdido filhos. Ao iniciarmos o Apoio a Perdas Irreparáveis (API), em outubro de 1998, não tínhamos nenhuma referência desse trabalho no país. A proposta foi a de criarmos um espaço-tempo no qual pudéssemos expressar e compartilhar uma linguagem comum, tão interditada socialmente (Tavares *et al.*, 2014). Visávamos apoiar e acolher pessoas enlutadas, oferecendo também a oportunidade de criar novos vínculos em memória do ente perdido.

Após dezenove anos de sua criação, nossa instituição conta com mais de 7 mil pessoas cadastradas. Com nossa assessoria, outras unidades foram abertas tanto em Belo Horizonte como em outras cidades de Minas Gerais, em Vitória e Nova York, caracterizando-se assim a Rede de Apoio a Perdas Irreparáveis (Rede API).

Segundo Rangel (2014, p. 184) "uma estratégia facilitadora de apoio social bastante frequente na atualidade são os grupos de apoio mútuo, que nos parecem uma estratégia extremamente adequada para promover a validação social do luto parental".

A criação de contextos que favoreçam a expressão da dor tende a contribuir para o enfrentamento e a elaboração do processo de luto, minimizando o isolamento social e o afastamento profissional.

Quando se percebe que a vida está sem sentido e sem propósito, é momento de fazer algo pelo bem do próximo. Na direção de um luto funcional, devemos abrir nosso casulo. Há a possibilidade de compartilhar nossa vivência e exercitar escutar sobre outras vivências semelhantes. É possível ativar a capacidade de regenerar, exercitando a ajuda a outros seres humanos. É possível doar amor, apesar da dor.

> O grupo tem oferecido oportunidade para redistribuição dessa dor e maior aproximação real entre os casais. Quando há o favorecimento para o envolvimento dos homens no processo da perda, a tendência é um maior enriquecimento da vida emocional de toda a família, na medida em que se diminui a carga desproporcional que as mulheres tendem a absorver. (Tavares *et al.*, 2014, p. 48)

Concordamos com Holzmann e Grassano (2002) quando afirmam que a rede oportuniza os movimentos de dar, receber, pedir, tomar e rejeitar, que são ações da comunicação e da relação, as quais por sua vez dinamizam a vinculação familiar, comunitária e social.

Esse trabalho não nasceu pronto. Fomos construindo as funções, as posições, as regras, escolhendo caminhos à medida que as situações foram se apresentando. A rede funciona em um novo paradigma de parceria, cooperação, corresponsabilidade e crescimento mútuos, coerente com uma postura pós-moderna. Amparados e amparadores revezam-se nessas posições. A realização compartilhada de um sonho, mesmo nascido de situação adversa, fortalece-nos como seres na difícil tarefa de pertencer. Agrega emoção, afeto, sentimento, simplicidade e humildade.

Completando a maioridade de existência a Rede API desdobrou-se em Amar, Participar e Irmanar, efetivando a ampliação dos compartilhamentos. Ali são construídos encontros de pessoas unidas no amor, buscando resgatar e recuperar corações doídos, e não desesperados. Quem dá o coração recebe corações. O maior crescimento emocional e espiritual foi conquistado à medida que se aceitou perder. Os encontros acontecem entre lágrimas compartilhadas, alegria das lembranças e disposição para a retomada da vida. É surpreendente a capacidade de recuperação das pessoas quando se sentem pertencentes a um sistema de acolhimento afetivo que reconhece seu valor, dinamizando seus recursos, seus tesouros internos, para a conquista da resiliência – numa articulação entre cuidar-se, cuidar do outro e ser cuidado. Além dos encontros mensais de partilha, temos provido reuniões sociais semestrais, com convites a palestrantes, a outros familiares e também aos demais interessados. Além das palestras, temos promovidos apresentações artísticas dos membros de nossa rede; tais encontros são denominados "API-mentados".

As dores e esperanças partilhadas podem inspirar outros caminhos. Uma grande mágoa é não poder expressar os sentimentos. Inibir a expressão de dor acaba por transformá-la em sofrimento, em estagnação. Há um ressentimento dos enlutados diante da imposição social para que esqueçamos os nossos filhos que partiram. A permissão para expressar sentimentos, falar sobre as mudanças que se processam e fazer menção à pessoa que morreu não é algo que fixa a perda; ao contrário, passa a ser reconfortante, favorece a compreensão e se mostra uma postura cuidadosa e organizadora.

O que se observa, na prática, é que o apoio é frequentemente generalizado além das fronteiras da sessão grupal. As famílias passam a se reconhecer além do tema exclusivo de perdas. Novos vínculos são criados e fortalecidos.

É uma bênção receber pessoas que nos procuram destruídas e, depois de um tempo médio de três meses, vê-las amparar outras que chegam em situação semelhante. Acolher, escutar, dizer, encontrar, chorar, alegrar-se, rir e discernir. Acolher a dor do outro é também acolher a própria dor. Não há uma disputa para julgar qual é a maior dor ou quem seja a maior vítima. A escuta ativa requer postura de humildade, sensibilidade e atenção.

Não há restrição às pessoas enlutadas quanto à posição filosófica, política ou religiosa que escolheram adotar. Uma forma significativa de intervenção terapêutica coletiva é a que se dá por meio dos encontros com representantes de diferentes religiões. O essencial para a participação nas reuniões é a disponibilidade para se abrir diante de vivências comuns – nunca iguais –, respeitando o direito de todos os presentes de também se manifestarem.

Em geral, as pessoas que frequentam o grupo apresentam uma enorme necessidade de falar sobre o filho que morreu e, por vezes, detalhar as circunstâncias da morte. Alguns ainda não conseguem se expressar; choram e permanecem escutando os outros relatos. É comum uma revolta inicial com Deus, colocando-o como traidor e mau. Certos membros do grupo temem que, com o passar do tempo, a saudade aumente, assim como o sofrimento. No início receberam atenção e visitas; agora, além de ter de lidar com a dor, sentem-se esquecidos. Há grande dor ao decidir o que fazer com os pertences do falecido.

Algumas falas se destacam em pessoas que estão com a ferida mais cicatrizada, destacando a presença da pessoa que morreu mais do que quando ela vivia. Há maior compreensão com relação às atitudes de quem não perdeu alguém tão próximo. Há uma abertura para aprender a viver com essa nova realidade. Os humores não são lineares: passar bem um dia não garante que os seguintes serão ótimos, e quando há uma queda também não quer dizer que não se pode levantar. A oscilação é constante, sendo possível acompanhar esse movimento. Com o tempo, diminui o constrangimento de chorar em público. É possível se sensibilizar com a dor dos outros e se disponibilizar a apoiá-los. A fé amplia-se e torna-se fonte de serenidade.

Nosso trabalho se fundamenta na compreensão de que o processo do luto não é uma doença individual, mas um período de aprendizagem, que pode gerar maior maturidade ao diminuir a ilusão e ampliar o contato com o real. A elaboração requer esforço e coragem e, se acontecer de forma articulada com a rede social, torna-se menos pesada. O espaço-tempo para a expressão dos novos aprendizados alivia, assim como o compartilhar de vivências passadas. Emoções expressas constituem a prevenção a várias doenças. O processo do luto não tem regras nem modelos prévios. Traz a marca da subjetividade, entrelaçada a relações que possam ser mais ou menos favoráveis a essa caminhada. Há inúmeros recursos disponíveis para viver o luto e se fortalecer.

É um esforço compartilhado conseguir sair da exigência dos "por quês" e dos "e se". Estes pedem explicações, justificativas, culpas ou culpados. O "por quê" sempre vem de fora, é do outro. O "e se" tende a se converter em punição por querer mudar o que é impossível. Em nosso trabalho, procuramos mudar a pergunta "por quê" para "para quê". Diante desse novo questionamento há uma visível ampliação de percepção. O "para quê" impulsiona compromisso, abre-se para o trabalho compartilhado.

O sofrimento, como paralisação, é transformado em dor e pode ser acrescido de calma e serenidade. Há que aprender a viver com essa ferida, que pode ser cuidada, mas não será curada. A questão não é nos livrar do que aconteceu, mas avançar com base nessa vivência.

A amargura pode dar lugar à aceitação, o silêncio pode abrir espaço para relações de maior intimidade, a solidão pode ser transformada em oportunidade de aprender a ficar só e, também, de valorizar as amizades. A desesperança pode se transformar na capacidade de esperar. A tarefa é transformar a tristeza em oportunidade de aprendizado e de reflexão e busca do autoconhecimento.

As quatro palavras milagrosas em tempo de dor são: "Eu estou com você".

Somos seres de passagem sobre nesta Terra, portanto peregrinos. Precisamos nos sentir apoiados, "com-solados". Isso favorece o desenvolvimento da afetividade calma e desdobra-se em autossuporte. Um ingrediente essencial para adubar esse solo, criando condições para uma colheita farta, é a esperança, que energiza e inspira a criação de imagens. No dia a dia, a esperança se liga ao sentimento de amparo. Desesperar-se é desamparar-se. A desesperança nos orienta para o impossível, para a sensação de não ter saída. O desamparo, por sua vez, liga-se à convicção de que tudo que deveria ser feito foi esgotado e não resta nenhuma opção. Fica uma sensação de esgotamento e a crença de que nenhum esforço será eficaz. Sair do desespero e do desamparo, conectando-se com a esperança e o consolo, não é fácil, mas traz diante de si um mapa para inúmeros aprendizados e mudanças. O passaporte para essa viagem de consolo é a honestidade com nossos sentimentos, em geral muito reprimidos, em nossos encontros sociais.

O ato de processar o luto pode ser vivenciado como um caminho terapêutico de retomada e reconstrução de uma nova identidade diante da aceitação de circunstâncias que se alteraram. É a marca de uma nova identidade, e não de "com-fusão", com pessoas ou situações que já não são mais como foram. O luto é o contraponto do vínculo. Na medida em que não aceitamos mudanças, impedimos um novo prosseguir. As perdas nos deixam um vazio que tanto pode ser angustiante como libertador. O tempo é o do convívio com algumas ausências, e isso dói. Sentir dor é não fugir. É portar a vida e também suportar a dor. Ao excluir a dor, exaltamos um prazer artificial. A tarefa é transformar afeto em lembrança, ficando cada vez mais leve à medida que diminuem as exigências e cobranças por ações não realizadas. O desafio é aceitar que os fenômenos vivos e reais são impermanentes e conseguir perder sem nos perder. Empreender uma reconciliação consigo, com os outros e com a vida, depois de vivenciar perdas, é uma tarefa que requer esforço, humildade, humor, flexibilidade e fé. Voltar a ter ânimo é como descobrir um pequeno broto verde nascendo no tronco de uma árvore caída.

Processar o luto nos leva à renúncia de um compromisso com a perfeição e a idealização. Aprendemos a eleger prioridades, deixando de lado o dispensável.

Não podemos pensar na legitimação e valorização do luto sem levar em conta a cultura. Tradicionalmente, o luto masculino não é bem-visto. Kauffmann (1989) refere-se ao "não franqueamento intrapsíquico", quando não há autorização social às manifestações das perdas. A vergonha dos próprios sentimentos passa a ser um dos impulsionadores de tal interdição. Se os homens excluem as próprias emoções, mas se ocupam de interesses profissionais, tornam-se mais intolerantes a toda e qualquer manifestação de dor, tanto sua quanto de qualquer familiar. A mulher se sente solitária ao se reconhecer afogada na sua dor e não encontra ressonância em seu companheiro – que, para se mostrar forte, inibe a expressão da própria dor.

A morte de um filho, além do desgaste na vida do casal, leva a um abalo na vida dos outros filhos, que passam a vivenciar a *síndrome do sobrevivente*. Muitas vezes os irmãos podem passar por experiências de culpabilidade, sentindo-se muito mal por lembrar que, em algum momento, desejaram a morte que agora se concretizou. Além disso, têm de conviver com a fragilidade dos pais e, em algumas circunstâncias, se exigem protegê-los. É comum a fantasia de que a própria morte levaria a um abalo emocional menor do que o luto vivenciado no momento. Há uma tendência da família em idealizar o falecido. Para os irmãos sobreviventes, essa comparação passa a ser desleal. Os vivos continuam errando enquanto o morto é idealizado. Esse cenário pode agravar ainda mais a comunicação familiar; aos poucos, cada membro da família passa a fingir, para os demais, que está tudo bem. Por vezes, nascem filhos depois da morte de um irmão, como forma de compensação. Estes sofrem grande pressão e, muitas vezes, não conseguem compreender nem expressar o que estão vivenciando. Vale a atenção para o convívio com essa ausência-presente.

Com o passar do tempo, os pais começam a desenvolver a capacidade de assimilar a dor da perda de um filho. Porém, a sensação de continuar a ligação com essa pessoa é algo que eles não querem que desapareça. Nesse sentido, o enlutamento pela perda de um filho é tarefa que não se supera. A morte deixa de ser recebida como carga excessiva e passa a ser incorporada a todas as demais vivências.

Quanto menos as famílias têm oportunidade de conversar sobre o tema das perdas ou da morte, menos preparadas se mostram para lidar com futuros incidentes dessa natureza. Trazer a morte para perto não nos mata: torna-nos mais vivos, mais atentos e zelosos.

A cicatriz do luto e as rupturas podem ser acolhidas por pessoas e circunstâncias que se mostram afáveis. Buscar conforto é nosso direito e dever. O desafio é o de convalescer, respeitosamente, de uma fenda que se materializou em nossa vida.

Compreendemos o luto não como depressão, mas como um processo a ser elaborado. Tal elaboração não deve ocorrer no isolamento, mas com a construção responsável de redes de apoio. O luto funcional requer a renúncia ao hábito e à rotina, bem como a permissão para que o novo habite as relações em contínuo trabalho de reforma interior, integrado às novas circunstâncias.

De acordo com Leloup (2001), a palavra "mistério", ou "mística", vem do verbo grego *muein*, que significa "calar-se", fechar a boca e os olhos diante do que é apenas expresso pelo silêncio. A morte não necessariamente mata o amor. Gabriel Marcel (*apud* Zilles, 1988, p. 72) afirma que amar alguém é dizer-lhe: "Tu não morrerás". Os sonhos só morrem se desistirmos de sonhar. Nossos filhos nasceram nos nossos sonhos antes mesmo de terem nascido para a vida. Não desaparecerão se nós não desistirmos de amá-los. Ninguém morre enquanto permanece vivo no coração de alguém. Esse despertar do coração nos possibilita passar do mundo das coisas para o mundo das presenças. O ingrediente para o luto funcional é a preservação da capacidade de administrar a vida de maneira amável.

O termo "trauma" vem do grego e significa "ferida". Fé (r) ida: perder a fé, a esperança diante da dor. A família enlutada não tem recursos prontamente disponíveis para lidar com esse impacto, mas muitos apoiadores também não, uma vez que procuram afastar de si esse tema. Portanto, a morte de um filho não é só inesperada como trágica, e passa a ser uma ameaça aos pais, irmãos, à família ampliada e à rede social. Pessoas "fé (r) idas", expostas ao contato com o mistério, com a tarefa de busca de serenidade mesmo diante da ausência de explicações.

Reconciliar é preservar a memória do convívio, aceitando a ausência física, e manter a disposição para continuar a amar. Essa é uma possibilidade que reside no ser de cada um de nós e pulsa, vibra. Não somos donos de quem amamos, mas podemos inspirar com alívio, buscando um cantinho no coração para acomodar a memória dos entes queridos, a despeito de sua ausência física.

REFERÊNCIAS

HOLZMANN, M. E., GRASSANO, S. M. *Multifamílias - Construção de redes de afeto*. Curitiba: Integrada, 2002.

KAUFFMANN, J. "Intrapsychic dimensions of disenfranchised grief". In: DOKA, K. J. *Disenfranchised grief: recognizing hidden sorrow*. Nova York: Lexington, 1989.

LELOUP, J. Y. *Carência e plenitude*. Petrópolis: Vozes, 2001.

RANGEL, A. P. F. N. "Luto parental: a difícil jornada da continuidade". In: SANTOS, F. S.; SCHLIEMANN, A. L.; SOLANO, J. P. C. *Tratado brasileiro sobre perdas e luto*. São Paulo: Atheneu, 2014. p. 177-90.

TAVARES, G. R. *et al. Do luto à luta*. Belo Horizonte: Folium, 2014.

ZILLES, U. *Gabriel Marcel e o existencialista*. Porto Alegre: Acadêmica PUC, 1988.

17. Pós-graduação multiprofissional em Tanatologia: valorização da Vida

Patrícia Carvalho Moreira

Este capítulo tem por objetivo descrever a experiência de elaborar a matriz curricular e de coordenar a primeira pós-graduação multiprofissional em Tanatologia do Piauí.

Sempre desejei incentivar os estudos sobre vida, perdas, morte e morrer e luto, pois acredito ser importante contribuir profissionalmente para a promoção da saúde e da qualidade de vida. Além disso, minha preocupação principal foi direcionada para que o processo de educação para a morte se tornasse uma constante no cotidiano da população, por meio da valorização da Vida. Nesse sentido, reforço a importância da Tanatologia como ciência que fundamenta e promove a educação para a morte e para a valorização da Vida. Escrevo a palavra "Vida" com a letra V em caixa-alta porque enfatizo o significado que ela tem para mim. Se a letra maiúscula é sempre utilizada no início das frases e para realçar palavras que nomeiam substantivos próprios, distinguindo-os, penso que a Vida singular é diferente e que cada história deve ser respeitada e dignificada em sua singularidade. Assim, entendo ser imprescindível que profissionais da área da saúde e da educação recebam informações, ensinamentos e orientações para lidar com pessoas que enfrentam perdas, mortes, adoecimento e luto.

Segundo Morin (1988), quando o *Homo sapiens* fica ciente de que a morte chegará para todos, reage com medo, angústia e negação desta. A *consciência* de um fim e, sobretudo, da irreversibilidade do morrer – citada por pesquisadores como Thomas (1983), Ariès (1977, 1990), Morin (1988), Ziegler (1977), Kastenbaum e Aisenberg (1983), Rodrigues (1983), Becker (2007), Kovács (1992, 2003a, 2003b) – é vista como problemática porque desequilibra a íntima relação entre o homem e a vida. Morrer faz parte da vida, sendo tão natural quanto o nascimento, mas paradoxalmente ainda se revela um tema interdito na cultura ocidental. Deixar de falar da morte não a retarda nem é impedimento para que ela aconteça (Ariès, 1977; Kovács, 2003a; Santos, 2009a; Arantes, 2016). E, como afirma Kovács (2003a, p. 23), "negar a morte é uma das formas de não entrar em contato com experiências dolorosas".

Se por um lado o medo da morte é importante para a preservação da vida (Kovács, 1992), sua negação ou o apego excessivo à vida são defesas que podem evitar que a existência ocorra no aqui-agora. Ter medo da morte não evita sua chegada. Mas, segundo Arantes (2016, p. 53), "o processo de morrer pode ser muito doloroso para a maioria das pessoas, principalmente por conta de conhecimento e habilidades dos profissionais de saúde ao conduzir esse tempo sagrado da vida humana".

A morte associada à ideia de contaminação, sujeira, agouro, fracasso (Elias, 2001) estimulou que esta se tornasse o principal interdito social (Ariès, 1977). Dessa forma, temas como morrer, enlutar-se, envelhecer, sentir dores, sofrer, ter sentimentos inóspitos e adoecer devem ser ocultados por revelar a fragilidade, a limitação e a finitude humanas.

No que se refere à capacitação e ao treinamento de profissionais de saúde com respeito aos temas da morte, do morrer e do luto, penso também serem necessários ensinamentos e informações tanto sobre o manejo do comportamento suicida quanto sobre o luto por suicídio. Os profissionais da saúde e da educação precisam ser efetivamente treinados para identificar, avaliar e manejar adequadamente o comportamento suicida (Fukumitsu, 2012, 2013).

Por se tratar de incidente violento e repentino, na morte por suicídio tudo parece atípico em virtude da exposição de nossa fragilidade existencial. Do momento em que comunidade, amigos e familiares recebem a notícia aos rituais do velório, o suicídio se revela em suas especificidades e necessidades de cuidado e intervenção singulares (Fukumitsu, 2012, 2013; Fukumitsu e Kovács, 2016). A prevenção e a posvenção são etapas importantes e possíveis contribuições para o campo da Suicidologia. Assim, fiz questão de incluir na grade curricular da pós-graduação dois módulos que abordassem a temática.

OS BONS MOTIVOS PARA A EDUCAÇÃO PARA A MORTE

Identifiquei que a prestação de serviços de profissionais da saúde e da educação reproduz as lacunas deixadas na formação profissional conduzida nessas áreas. A maior delas, a meu ver, encontrava-se na negação da morte. Não sabemos lidar com o tema, não sabemos como atuar, tampouco temos a informação do manejo e das intervenções ou cuidados aplicados às situações da morte e do morrer. Há, portanto, um despreparo cientifico, profissional, existencial, psicológico, espiritual, filosófico, cultural e pessoal (Kovács, 2003a).

Outra justificativa para estudar a tanatologia é a afirmativa de Morin (1988) de que só é possível conhecer o homem se estudarmos a morte. É na morte que ele se revela em suas atitudes e crenças; é no modo como sepulta seus entes queridos que o ser humano demonstra sua relação com a vida. É necessário enfocar o tema da morte porque ao falar deste falamos também da vida e inegavelmente sobre a qualidade desta (Moreira, 2010). Por conseguinte, estudar e discutir a tanatologia implica uma nova visão de morte baseada na qualidade de vida e no aqui-agora, gerando um novo sentido e significado existencial. Consequentemente, talvez assim possamos minimizar tabus, interdições ou defesas psicológicas excessivas. Por meio da aproximação cientifica do tema, adequadamente estruturada para fins educacionais, o profissional pode repensar suas condutas, seu manejo profissional. Repito: é primordial iniciar o processo de educação para a morte, tão negado por nossa cultura.

Um tanatólogo ou tanatologista, independentemente de sua área de atuação profissional, será guiado (em suas pesquisas, análises, avaliações e intervenções) por recursos científicos, atitudes estéticas (Santos, 2009a). De minha experiência profissional incluo atitudes culturais e terapêuticas, compreendendo que o homem total é um ser biopsicossocial e espiritual. Desse modo, esse profissional oferecerá serviços, aprimorará a compaixão e a empatia e ampliará suas habilidades de cuidados diversos.

DO PERCURSO À TRAVESSIA: LANÇANDO SEMENTES

Compreender o comportamento humano diante da morte e do morrer é uma tentativa de encontrar respostas para questionamentos que talvez não encontrem respostas: "Por que sofremos tanto com as perdas?"; "Como ajudar os enlutados ou alguém a morrer com dignidade?"; "Como comunicar notícias difíceis?"; "Como desenvolver projetos tanatológicos e contribuir com a valorização da Vida?"; "Como falar de morte com crianças?"; "Como ajudar quem não quer mais viver?"; "O que pode ser feito para que o ser humano entenda que o viver deve ser desfrutado em sua plenitude no aqui-agora?"

O tema da morte atraiu minha atenção desde a mais tenra idade. Pessoas muito queridas e diversos animais de estimação morreram durante minha infância. Assim, eu visitava constantemente pessoas no leito de morte e ia a velórios. Com essas experiências, percebi quanto a morte causava dor – por vezes indizível – no ser humano (Moreira, 2011, 2013). Por esse motivo, sempre quis compreender a negação da morte e a finitude humana. Atualmente, continuo percebendo que a perda de um ser querido é uma das experiências mais dolorosas e estressantes para o ser humano, a qual demanda trabalho psíquico hercúleo (Parkes, 1998, 2009; Bowlby, 1984, 1990, 1998; Franco, 2002, 2010).

Já durante a adolescência eu lia clássicos da tanatologia e pesquisava poemas, cordeias, histórias, mitologias, músicas, filmes, peça teatrais e literatura de temas correlatos. Em 1994, iniciei cientificamente meus estudos, e ao longo dos anos seguintes participei de cursos de introdução, formação, capacitação, aperfeiçoamento e realizei pesquisas. Posteriormente, especialização em Tanatologia.

Ministro cursos e palestras e apresento trabalhos em congressos nacionais e internacionais sobre essa temática. Facilito e promovo rodas de conversas, realizo e oriento pesquisas acadêmicas e coordeno eventos científicos sobre os temas relacionados com a tanatologia em Teresina, no interior do Piauí, no Maranhão e em outras localidades do Brasil. Escrevo artigos e dou entrevistas sobre o assunto. Criei e sou administradora de blogue, grupo e página no Facebook e no Instagram intitulados "Tanatologia no Piauí", cujo objetivo principal é divulgar e expandir o tema. Portanto, percebo-me como uma militante que acredita que é a ampliação do conhecimento sobre a morte e o morrer que fará total diferença na formação do profissional da saúde.

Além disso, sempre acreditei nas transformações pessoais e profissionais que a tanatologia pode realizar nas pessoas, independentemente da fase de desenvolvimento em que se encontram, da cultura em que estejam inseridas ou da profissão em que atuam. Tento estar congruente com minhas convicções e "vivo" os ensinamentos recebidos pela tanatologia em tudo que realizo. Nesse sentido, desde minha graduação, tentei ao máximo unir psicologia com tanatologia e promover aquilo que denominei "psicotanatologia". Utilizando as lentes da tanatologia em minhas atividades acadêmicas, tornei-me coordenadora da primeira pós-graduação multiprofissional em Tanatologia do Piauí – não para ostentar qualquer vaidade pessoal, mas porque quis fazer valer a crença de quão enriquecedor é articular teoria e práxis e, sobretudo, Vida e morte. Nesse percurso, ao mesmo tempo que nasceu a profissional a ser constantemente lapidada, desenvolveu-se o ser humano.

Para cuidar da saúde do trabalhador criei, em 2004, um programa nomeado Serviço Tanatológico Organizacional (Sertao), que objetivou oferecer apoio emocional a trabalhadores estaduais e a seus familiares que experienciavam os processos de morte, luto, perdas ou separações. Por meio de ações preventivas e psicoeducativas em saúde mental e da avaliação do desenvolvimento do luto e de suas possíveis repercussões no ambiente de trabalho, bem como de seu impacto na saúde integral do trabalhador, o serviço foi ofertado na região (Moreira, 2009).

Além de outras pesquisas na graduação e na especialização, defendi a dissertação de mestrado em Antropologia e Arqueologia intitulada *A vida continua... Uma antropologia sobre morte e luto em cartas psicografadas em centros espíritas de Teresina.* Nesse estudo, analisei o que chamei de *ritual da saudade* (Moreira, 2013), ou seja, a busca por cartas psicografadas e por outras tarefas sociais e pessoais de realizar e vivenciar seu processo de luto. Nesse momento, o enlutado realiza tarefas relacionadas ao luto, a fim de "comunicar" e aliviar sua saudade. Em geral, a pessoa em luto vai ao cemitério ou a locais que lhe lembram seu ente querido, encomenda missa, rememora datas e momentos, olha fotografias, mantém páginas em comunidades virtuais sobre seu ente querido, fala de sua saudade e chora. E o faz socialmente quando a sociedade autoriza. O que não acontece na contemporaneidade. A busca de mensagens espirituais em cartas parece caracterizar uma permissão tanto para chorar quanto para expressar emoções e sentimentos. Assim é possível ao indivíduo ter legitimada a dor da ausência, a saudade.

Hoje, ministro a disciplina optativa em Tanatologia no curso de Psicologia da Universidade Estadual do Piauí. A psicóloga e mestre Ana Rosa R. F. de Carvalho é a responsável pela disciplina e carinhosamente me oferta a oportunidade de realizar uma constante troca tanatológica. Em 2007, quando coordenadora do curso de psicologia tive a grata oportunidade de co-organizar os primeiros eventos científicos sobre o assunto nessa instituição. Assim, Teresina tornou-se espaço para que, em parceria com outros estudiosos e pesquisadores da área, possamos sensibilizar e treinar novos profissionais, tornando-os multiplicadores da educação para a vida/morte.

A EXPERIÊNCIA DE SER LAGARTA, CASULO A BORBOLETA

Buscando uma rede ampliada de profissionais com habilidades em tanatologia, o projeto de uma pós-graduação nessa área nasceu com a alegria e a ternura de uma criança. O curso foi justificado pela necessidade de qualificar profissionais que trabalham direta ou indiretamente com situações de vida, morte, perdas e luto, ampliando o manejo de intervenções em situações de adversidade, vulnerabilidade e finitude existencial. Além disso, ao submeter a proposta da criação da pós-graduação, houve a preocupação com uma aproximação entre o discurso teórico e a prática profissional de trabalho, especialmente na saúde e na educação.

Preencher lacunas dos cursos de graduação que não discutem temas tanatológicos (Kovács, 2003a) foi nosso intuito. Ressalte-se que iniciar o processo de "educação para a morte", como propõe Kovács (2003a), contribui para a saúde mental do profissional que lida com intenso sofrimento humano e com situações de crise, catástrofe, calamidade e até mesmo com urgências e emergências que escancaram a fragilidade humana.

Com uma equipe multiprofissional e extremamente capacitada, treinamos educadores para a lida tanatológica em sua prática, bem como promovemos a educação para a vida e para a morte e a inserimos no contexto escolar e acadêmico. Concomitantemente, dedicamo-nos a falar sobre o valor da Vida e de suas reverberações na saúde emocional.

Em 2014, como psicóloga conselheira, criei a Comissão de Tanatologia no Conselho Regional de Psicologia do Piauí-CRP21, em parceria com outros psicólogos/tanatólogos que igualmente acreditam na importância da prevenção ao suicídio e desejam realizar ações em prol da vida para os profissionais e a população. Assim, identificamos fatores de risco e de proteção em comportamento suicida, crises e enlutamento, além de abordarmos a melhor forma de manejo e intervenção em crise suicida.

Desde 2014 a tanatologia participa do Salão do Livro do Piauí-Salipi com ações psicoeducativas, palestras, aconselhamento do luto e atividades de prevenção ao suicídio. Já em 2015, as ações foram realizadas por profissionais e estudantes dessa primeira pós-graduação em tanatologia (Censupeg), em parceria com estudantes de Psicologia, Fisioterapia, Terapia Ocupacional, Serviço Social e Medicina de diversas instituições de ensino superior do Piauí. Em 2016 o Salipi homenageou as ações da tanatologia realizadas desde de 2014.

O projeto do curso de pós-graduação multiprofissional em Tanatologia foi elaborado para fundamentar a prática nessa especialidade. Entre seus objetivos estão:

- capacitar profissionais para compreender, plural e interdisciplinarmente, os temas tanatológicos;
- oferecer subsídios teóricos para atividades práticas em hospitais, escolas, clínicas, empresas, comunidades ou projetos com diferentes públicos e em contextos diversos;

- discutir, refletir e vivenciar novas perspectivas para lidar com e intervir adequadamente em situações tanáticas;
- contribuir com a indicação de recursos tanatológicos (científicos, estéticos, artísticos, culturais, educacionais, filosóficos e espirituais) que auxiliem como terapêuticos e melhorem a qualidade da prestação de serviço profissional;
- iniciar o processo de educação para a vida/morte com foco na valorização à Vida.

O público-alvo são os profissionais de saúde e educação e os demais interessados em compreender a temática. Com carga horária total de 600 horas, inclui estágio e trabalho de conclusão de curso. Os encontros são presenciais e mensais. A matriz curricular foi cuidadosamente estudada para que as ementas das disciplinas priorizassem a interdisciplinaridade e a multidisciplinaridade, visto que os temas necessitam de uma abordagem com múltiplas visões (Santos, 2009a, 2009b, 2010).

A logomarca do curso adotou a simbologia da transição de lagarta para borboleta – símbolo de autodescobrimento, autotransformação, resiliência e transcendência que faz o ser humano conectar-se com seu sagrado.

A lagarta vira pupa. Morre a lagarta e nasce a borboleta. "Será que a lagarta nasce sabendo que se tornará borboleta?"; "O que chamamos de morte para a lagarta é visto para a borboleta como nascimento"; "Justamente quando a lagarta achava que o mundo tinha acabado, virou borboleta"; "Lagarta que não sai do casulo não vira borboleta"; "Se você não se transformar nunca voará"; "A vida é cheia de metamorfoses" – essas frases ajudam nas reflexões acerca da história pessoal de quem a abraça e a acolhe.

Entendo que a metamorfose é muito similar ao trabalho tanatológico, sobretudo o desenvolvido com enlutados. A lagarta precisa de um tempo de recolhimento em um casulo para iniciar seu processo de transformação. A borboleta precisa do casulo para se transformar. Pessoas que enfrentam a morte de um ente querido também necessitam de um período de luto após a perda – tempo esse que pode ser diferente do de outros enlutados.

O processo de luto pode favorecer a descoberta de um novo sentido e de um novo aprendizado. Essa transformação se inicia na crisálida. Nesse sentido, as lentes da tanatologia fazem total diferença, pois, dependendo do treino que o profissional recebeu, saberá que não pode apressar ou prolongar a metamorfose nem abrir o casulo sem que a borboleta esteja realmente pronta. Contudo, se o enlutado se permitir iniciar seu casulo (morte, mudança, autoconhecimento, resiliência e autotransformação), nascerá a borboleta – que, com leveza alçará voo. O processo de metamorfose é fundamental na reconstrução de vidas em ruína, devastadas pela perda e avassaladas pela saudade e pelo sofrimento. Outros olhares se abrirão, novas rotas e outros sentidos para trazer o que a vida tem de mais significativo: vivência diária, experiência do aqui-agora, do *carpe diem* e do *memento mori* – ou seja, lembre-se de que você é mortal, portanto, viva seu agora.

Assim, entendo que os pós-graduados do curso de Tanatologia percorreram uma metamorfose, pois o aprofundamento dos estudos sobre a morte poderá desencadear mudanças na vida pessoal e profissional daqueles que desejaram mergulhar nesse oceano de oportunidades de crescimento pessoal/profissional.

A primeira pós-graduação multiprofissional em Tanatologia do Piauí teve o privilégio de acolher 59 profissionais de diversas áreas, como, psicologia, serviço social, terapia ocupacional, direito, medicina, engenharia civil, artes plásticas, pedagogia, sociologia, teologia e fisioterapia. Todos revelaram diversas inquietações, mas apresentaram um aspecto em comum: o desejo de compreender mais profundamente as questões da vida e da morte e de se colocar a serviço de acolher o sofrimento humano.

CONSIDERAÇÕES FINAIS

Em constante metamorfose, morrendo/nascendo para novas possibilidades, percorremos nossa trajetória. Foram tantas as atividades e os acontecimentos sociais que perdi a conta, mas todos, sem exceção, evidenciaram a carência de um trabalho voltado para os aspectos da vida e do viver; da morte e do morrer. Cada nova experiência confirma a necessidade de ampliar os estudos sobre a morte e sobre os processos emocionais e psicológicos ligados às reações às perdas, ao luto e à morte.

Acreditar intensamente em algo como acreditei permitiu que um sonho se tornasse realidade. Foi necessário investimento constante e crença persistente de que a tanatologia poderia promover mudanças no cotidiano de uma sociedade que interdita e mercantiliza a morte.

Por fim, a experiência de ser coordenadora de um curso nacional de pós-graduação confirmou-me que é preciso incentivar o mais fundamental: viver o hoje, entoando nossa melodia a fim de que novas melodias surjam. Nas palavras de Rubem Alves (2013, p. 199-20), "a vida, para se renovar, tem de passar pela morte [...]. Tudo que é belo deseja repetição. Mas toda repetição é primeiro a morte, para ser depois ressurreição. O que morreu é esquecido para que uma nova vida possa nascer". Nesse fluxo da vida e da morte, traduzo minha alegria nas seguintes palavras: "Somos fortes porque agora somos mais".

REFERÊNCIAS

ALVES, R. "Ao terceiro dia ressurgiu dos mortos". In: *Cantos do pássaro encantado: sobre o nascimento, a morte e a ressurreição do amor*. 6. ed. Campinas: Verus, 2013.

ARANTES, A. C. Q. *A morte é um dia que vale a pena viver*. Rio de Janeiro: Casa da Palavra, 2016.

ARIÈS, P. *História da morte no Ocidente - Da Idade Média aos nossos dias*. 2. ed. Rio de Janeiro: Francisco Alves, 1977.

______. *O homem diante a morte*. 23. ed. Rio de Janeiro: Francisco Alves, 1990.

BECKER, E. *A negação da morte*. Rio de Janeiro: Record, 2007.

BOWLBY, J. *Apego e perda*. São Paulo: Martins Fontes, 1984.

______. *Apego e perda*. 2. ed. São Paulo: Martins Fontes, 1990.

______. *Separação: angústia e raiva*. São Paulo: Martins Fontes, 1998.

ELIAS, N. *A solidão dos moribundos, seguido de Envelhecer e morrer*. Rio de Janeiro: Zahar, 2001.

FRANCO, M. H. P. (org.). *Uma jornada sobre o luto: a morte e o luto sob diferentes olhares*. Campinas: Livro Pleno, 2002.

______. *Formação e rompimento de vínculos: o dilema das perdas na atualidade*. São Paulo: Summus, 2010.

FUKUMITSU, K. O. *Suicídio e Gestalt-terapia*. São Paulo: Digital Publish & Print, 2012.

______. *Suicídio e luto: histórias de filhos sobreviventes*. São Paulo: Digital Publish & Print, 2013.

FUKUMITSU, K. O.; KOVÁCS, M. J. "Especificidades sobre processo de luto frente ao suicídio". *Revista Psico*, v. 47, n. 1, 2016, p. 3-12.

KASTENBAUM, R.; AISENBERG, R. *Psicologia da morte*. São Paulo: Pioneira, 1983.

KOVÁCS, M. J. *Morte e desenvolvimento humano*. São Paulo: Casa do Psicólogo, 1992.

______. *Educação para a morte: desafios na formação do profissional de saúde e educação*. São Paulo: Casa do Psicólogo, 2003a.

______. *Educação para a morte: temas e reflexões*. São Paulo: Casa do Psicólogo, 2003b.

MOREIRA, P. C. "Tanatologia organizacional: programa tanatológico para a saúde integral do trabalhador, capítulo 6, parte II". In: ESCUDEIRO, A. (org.). *Reflexões sobre morte e perda*. Fortaleza: LC, 2009.

______. "Tanatologia e a representação social da morte, capítulo 6, parte IV". In: ESCUDEIRO, A. (org.). *Tanatologia: temas impertinentes*. Fortaleza: LC, 2010.

______. "Espiritualidade: eternização da vida na morte, capítulo 1, parte IV". In: ESCUDEIRO, A. (org.). *Tanatologia: temas impertinentes*. Fortaleza: LC, 2011.

______. *A vida continua... Uma antropologia sobre morte e luto em cartas psicografadas em centros espíritas de Teresina*. Dissertação (mestrado em Antropologia e Arqueologia), Universidade Federal do Piauí, Teresina (PI), 2013.

MORIN, E. *O homem e a morte*. Lisboa: Europa-América, 1988.

PARKES, C. M. *Luto: estudos sobre a perda na vida adulta*. São Paulo: Summus, 1998.

______. *Amor e perda: as raízes do luto e suas complicações*. São Paulo: Summus, 2009.

RODRIGUES, J. C. *Tabu da morte*. Rio de Janeiro: Achiamé, 1983.

SANTOS, F. S. *A arte de morrer: visões plurais*. v. 1. Bragança Paulista: Comenius, 2009a.

______. *A arte de morrer: visões plurais*. v. 2. Bragança Paulista: Comenius, 2009b.

______. *A arte de cuidar: saúde, espiritualidade e educação*. Bragança Paulista: Comenius, 2010.

THOMAS, L. V. *Antropología de la muerte*. Cidade do México: Fondo de Cultura Económica, 1983.

ZIEGLER, J. *Os vivos e a morte: uma sociologia da morte no Ocidente e na diáspora africana no Brasil, e seus mecanismos culturais*. Rio de Janeiro: Zahar, 1977.

18.
Cuidados na divulgação da morte por suicídio e por homicídio: uma perspectiva crítica

Avimar Ferreira Júnior
e Marcos Emanoel Pereira

A MORTE É A consequência natural da vida. Contudo, com poucas exceções, esse tema sempre causou profundo temor e mal-estar à humanidade, que buscou as mais diversas formas de dela se defender e/ou de controlá-la (Ariès, 1979, 2012; Freud, 2010; Minois, 1998; Rodrigues, 2006). Mas, por mais que seja exorcizada, a morte é inexorável.

Como se trata de assunto tabu, falar sobre a morte e divulgar o falecimento de pessoas exige tato, principalmente em óbitos por suicídio e violência. Nesse sentido, o presente artigo discute as mediações e vicissitudes da divulgação de mortes tanto na grande mídia como entre pessoas próximas do falecido, apontando para a importância de que tal divulgação siga a lógica do cuidado e não a do espetáculo.

A SOCIEDADE DO ESPETÁCULO

Segundo Debord (1997), o espetáculo é uma relação social mediada por imagens, decorrente do desenvolvimento técnico e do deslocamento da força de trabalho da esfera da produção para a esfera do consumo. O filósofo radicaliza o argumento do fetiche da mercadoria, apresentado por Marx (2014) e estudado por Lukács (*apud* Belloni, 2003), cuja dinâmica e extensão se desenvolvem na contemporaneidade – em que "toda a vida das sociedades nas quais reinam as condições modernas de produção se anuncia como uma imensa acumulação de espetáculos. Tudo o que era diretamente vivido se afastou numa representação" (Debord, 1997, p. 15). Se na sociedade da produção a mercadoria transformou-se em fetiche – ganhando vida à medida que o trabalhador se reificava, alienado de si, do outro e da produção, perdendo a noção da unidade do seu trabalho (Marx, 2014) –, já na sociedade do espetáculo, o indivíduo perdeu a noção da totalidade da vida, da unidade do mundo (Belloni, 2003; Debord, 1997; Salvatti, 2007). A fetichização da mercadoria intensificou-se de tal modo que a representação se descolou do objeto e, assim como a mercadoria se emancipou do trabalhador, a representação da vida se emancipou da vida em si. Desse modo, para Debord (1997), o espetáculo é o movimento autônomo do não vivo.

Segundo o autor, a práxis social dividiu-se em realidade e imagem, fazendo que o espetáculo apareça como atividade-fim do modo de produção, mas na verdade essa é a sua forma de funcionamento. Esta consiste não em conjuntos de imagens, mas em relações sociais mediadas por imagens, não podendo ser confundida com os meios de comunicação – que são apenas sua faceta mais visível. Tal sistema de mídia tem por função reafirmar a lógica da produção e do consumo, que inunda a vida do sujeito seja no trabalho, seja em seu tempo livre, por meio de inúmeras estratégias como a publicidade e o entretenimento.

Se na sociedade contemporânea tudo se espetaculariza, nada mais lógico e esperado que também se fizesse da violência, do sofrimento e da morte espetáculos e produtos a ser vendidos. O YouTube e outros sítios de compartilhamento de vídeos estão repletos de imagens que mostram os mais variados tipos de morte – acidentes, assassinatos, suicídios –, não sendo incomuns os comentários perversos e degradantes não apenas por parte dos *trolls*, como são conhecidos aqueles que se valem do suposto anonimato da internet para destilar sua violência e preconceito (Binns, 2012; Cheng, Danescu-Niculescu-Mizil e Leskovec, 2015; Ferreira Junior, 2016), mas também por pessoas comuns, que se categorizam como cidadãos de bem – os quais não percebem em seus comentários a banalização do mal, no sentido dado por Hannah Arendt (2013).

As cenas mostradas não são apenas informação compartilhada, mas a estilização mórbida da morte. Ali não está exposta nem a morte interdita nem a morte domada das quais falou Ariès (2012), mas a morte-espetáculo, banalizada, transformada em uma imagem estéril e palatável, consumível como qualquer mercadoria. Ao mesmo tempo que chocam, essas imagens excitam, evidenciando a identificação e a cumplicidade entre aquele que compartilha a imagem e os espectadores, ainda que negada na consciência. Nesse sentido, não há a quebra do tabu da morte, mas o seu uso político-ideológico, pois essas imagens servem como discursos de alerta aos dissidentes para seguirem as leis e os bons costumes, sob risco de morte ou de humilhação pública e sua transformação em párias – o que equivale à morte social, não raras vezes levando ao suicídio, como no caso Amanda Todd, que comete suicídio após ter sofrido bullying por conta de fotos íntimas suas terem sido divulgadas na internet (Ferreira Junior, 2016).

Assim, a morte e o morrer deixam de ser próprios da intimidade familiar para tornar-se um espetáculo público, em nada lembrando a morte no *Ancien Régime*, que era pública e compartilhada com e na comunidade (Ariès, 2012). A questão aqui não é o compartilhamento do sofrimento e do luto com e pela comunidade, mas a transformação do luto e do sofrimento em espetáculo, inclusive com a invasão sem pudores da intimidade do sofrimento alheio, até mesmo porque a própria delimitação entre o público e o privado vem sofrendo redefinições. Contudo, é preciso tomar cuidado para não incorrer num discurso moralista e conservador, evocando a nostalgia de uma fantasiosa era dourada, anterior à internet e aos *smartphones*, em que havia respeito e ordem (Ferreira Junior, 2016).

Ao mesmo tempo, os vídeos, imagens e áudios gravados com *gadgets* e postados nos perfis do Facebook, Twitter, WhatsApp e Reddit, entre outros sítios e aplicativos, têm sido utilizados em substituição às cartas de adeus, comuns entre aqueles que cometem suicídio. Em geral, estes se despedem de amigos e familiares e, muitas vezes, apontam responsáveis por sua atitude (Dias, 1991). Contudo, apesar da espetacularização da morte, o suicídio ainda permanece um tabu que poucos transgridem, ainda que a taxa de comportamentos suicidas cresça em todo o mundo (Ferreira Junior, 2015). Até mesmo os vídeos compartilhados de suicídio trazem em si uma aura de respeito, temor e horror, apesar dos *trolls*. Ao mesmo tempo, os meios de comunicação de massa evitam dar notícias de suicídio e, quando o fazem, tendem a seguir as recomendações da Organização Mundial de Saúde (OMS), que elaborou um manual de melhores práticas jornalísticas para a divulgação de mortes desse tipo (OMS, 2000).

O EFEITO WERTHER

A grande preocupação da OMS é com o efeito Werther, fenômeno de contágio observado principalmente entre jovens que cometem suicídio pouco tempo depois de tomar conhecimento do suicídio de alguém próximo ou de um ídolo. Tal efeito é mais preocupante em tempos de internet (Becker e Schmidt, 2004; Marsden, 2000; Phillips, 2016; Santos, 2011; Sisask *et al.*, 2012), já que a divulgação da notícia é imediata e nem sempre passa por filtros das redações dos grandes portais de notícias, favorecendo a divulgação de informações inverídicas ou sensacionalistas.

O fenômeno recebeu esse nome devido ao livro *Os sofrimentos do jovem Werther*, de Johan Wolfgang von Goethe, publicado em 1774 – o qual, reza a lenda, teria provocado uma onda de suicídios entre os jovens que o leram, sendo censurado e queimado para evitar novas tragédias, ainda que as mortes relacionadas ao livro nunca tenham sido demonstradas (Almeida, 2000). No livro, Goethe conta a história de Werther, jovem perdidamente apaixonado por Charlotte que, ainda que correspondido, sofre por não poder consumar sua paixão, pois a moça é noiva de Albert. Seu desespero por perder sua amada para outro leva-o a se suicidar com um tiro com a arma do rival (Goethe, 2000).

A identificação dos jovens com o sofrimento do personagem e, por extensão, com aqueles que tentam ou consumam o suicídio parece estar na raiz do efeito Werther. Para Freud (1992), toda perda de objeto – seja uma pessoa, um ideal etc. – no qual se depositou afeto exige dos indivíduos um período de luto, processo pelo qual o sujeito retira do objeto perdido a energia libidinal nele investida e a retoma para si. Em consequência, nesse período, diminui o interesse pelo mundo externo e a pessoa sente-se triste e nostálgica. Elaborada a perda, ela volta a investir energia em novos objetos, retomando seu interesse pelo mundo exterior.

Contudo, Freud (1992) distingue o luto normal da melancolia. Nesta, o processo de luto não se completa, pois a perda do objeto – seja pela morte ou pela decepção com o objeto – não resultou no desinvestimento da libido nele depositada e em seu posterior deslocamento para novos objetos, mas na reinvestida em si. Desse modo, a libido é utilizada para estabelecer uma identificação do Eu com o objeto perdido. A um só tempo, na melancolia, essa identificação do Eu com o objeto é radical, fusional e de natureza ideal. Assim, a perda do objeto significa a perda do próprio Eu, e toda crítica em relação ao objeto é crítica ao Eu e vice-versa (Freud, 1992).

Nesse sentido, a questão da identificação é fundamental não apenas para compreendermos o efeito Werther, mas também para a forma como se noticia a morte de alguém, pois toda ofensa à imagem do falecido pode ser experienciada como ofensa aos Eus de seus familiares, amigos e fãs, provocando ainda mais mal-estar. Assim, a notícia não deve romantizar a morte, o sofrimento e o *justiçamento*, principalmente em casos de assassinato e suicídio, mas sempre buscar resguardar a dignidade dos envolvidos e de seus familiares e fãs. Ressalte-se que alguns trabalhos (Dantas, 2005; Loureiro, Moreira e Sachsida, 2013) apontam para a correlação positiva entre mídia e suicídio, confirmando a importância da forma como as notícias de mortes são divulgadas. Inclusive, segundo Loureiro, Moreira e Sachsida (2013), a mídia é o terceiro motivador para o suicídio, depois do desemprego e da violência.

Um exemplo estudado foi o da morte de Kurt Cobain, líder da banda Nirvana, que se matou em 1994 e despertou forte temor entre os pesquisadores de que desencadeasse o efeito Werther. Ainda que não tenha ocorrido uma epidemia de suicídios após a divulgação da morte do cantor, observou-se um aumento nos índices de suicídio entre jovens, principalmente em Seattle, terra natal de Cobain. Nesse sentido, vários trabalhos (Jobes *et al.*, 1996; Martin e Koo, 1997; Ribeiro, 2006) apontaram para o papel decisivo da mídia no caso, principalmente pela forma sensacionalista com que divulgou o suicídio do artista.

Um segundo exemplo, esse de uma "anônima", merece destaque: em julho de 2013, uma mulher de 56 anos recebeu um telefonema às seis horas da manhã dizendo que seu filho fora assassinado. Desesperada, ateou fogo em si mesma, vindo a falecer. Seu companheiro e seu filho entraram em choque quando souberam do suicídio ("Mãe se mata...", 2013). Esse caso me parece paradigmático pois, ainda que seja de uma anônima e não tenha a participação direta da mídia no desenrolar da tragédia, aponta para a força da mensagem, o impacto devastador que uma notícia, ainda que falsa, pode ter na determinação de ações extremadas como o suicídio. Notícias falsas e sem verificação e boatos caluniosos assumem caráter de verdade e são rapidamente reproduzidas na internet, provocando danos irreparáveis às vítimas. Foi o caso da Escola Base (Nassif, 2014), cujos proprietários nunca se recuperaram da falsa acusação de violência sexual contra os alunos da instituição, amplamente divulgadas de forma sensacionalista na imprensa. No caso da senhora que recebeu a notícia falsa do assassinato de filho, suicidando-se, ela também logo se transformou em espetáculo, notícia sensacionalista vendida como curiosidade mórbida na grande mídia – rapidamente esquecida pelos meios de comunicação para dar lugar a outra tragédia, que também obedecerá à estética do espetáculo e do choque.

Ao analisar os impasses políticos e morais referente às fotografias das guerras, Sontag (2004) inclinou-se ao entendimento de que o excesso de imagens de dor e sofrimento dessensibilizaria os sujeitos em relação a esses sentimentos de outrem, numa posição que lembra a de Benjamin (1987) e sua noção de experiência do choque. Para o autor, se de um lado a experiência do choque tem potencial explosivo e revolucionário, de outro, ao se tornar norma, pode dessensibilizar os sujeitos de tal forma que estes precisarão de estímulos cada vez mais fortes para reagir. Assim, notícias sensacionalistas, de cunho violento ou sexual, servem apenas para aumentar a audiência, apelando ao choque para cativar a audiência dessensibilizada. Contudo, no processo, perde-se o fundamental: o cuidado com o sofrimento alheio.

CONSIDERAÇÕES FINAIS

Como afirmam diversos autores (Benjamin, 2000; Berman, 1986; Hobsbawm, 1998; Ianni, 2000), a modernidade é uma era de contradições. Ao mesmo tempo que existem as condições materiais para a realização dos ideais iluministas, vê-se o avanço da barbárie. Os meios de comunicação de massa, que deveriam primar pelo bem público, preocupam-se apenas com o lucro propiciado pelo espetáculo, em detrimento da verdade, da ética e da dignidade humana.

Num tempo em que o tempo é acelerado, no mesmo ritmo da reposição das mercadorias, e os sujeitos são cada vez mais dessensibilizados pelas experiências de choque, alienados de si e do outro, impossibilitados de elaborar suas feridas e cuidar delas, urge a necessidade de uma nova forma de relação – não baseada no cálculo, como dita a lógica instrumental fomentada pelo capital, mas calcada no respeito e no cuidado.

Nesse sentido, a divulgação de mortes, seja de anônimos ou de famosos, deve levar em consideração o cuidado com aqueles que receberão a notícia, sobretudo quando decorrente de assassinatos e suicídios, cujas consequências podem ser trágicas.

Contudo, a despeito das críticas, deve-se evitar um posicionamento apocalíptico em relação às grandes mídias (Eco, 2015), pois elas carregam um potencial informativo e formativo que pode e deve ser apropriado de forma crítica e proveitosa para o esclarecimento do público e para a prevenção e a posvenção do suicídio, por exemplo.

REFERÊNCIAS

Almeida, A. F. "Efeito de Werther". *Análise psicológica*, v. 18, n. 1, 2000, p. 37-51.

Arendt, H. *Eichmann em Jerusalém: um relato sobre a banalidade do mal*. Trad. José Rubens Siqueira. São Paulo: Companhia das Letras, 2013.

Ariès, P. *O homem perante a morte*. Lisboa: Europa-América, 1979.

______. *História da morte no Ocidente: da idade média aos nossos dias*. Trad. Priscila Viana de Siqueira. Rio de Janeiro: Nova Fronteira, 2012.

Becker, K.; Schmidt, M. H. "Internet chatrooms and suicide". *Journal of the American Academy of Child and Adolescent Psychiatry*, v. 43, n. 3, 2004, p. 246-47.

Belloni, M. L. "A formação na sociedade do espetáculo: gênese e atualidade do conceito". *Revista Brasileira de Educação*, n. 22, abr. 2003, p. 121-36.

BENJAMIN, W. "A obra de arte na era da reprodutibilidade técnica". In: *Obras escolhidas: magia e técnica, arte e política*. 3. ed. Trad. Sérgio Paulo Rouanet. São Paulo: Brasiliense, 1987.

______. *A modernidade e os modernos*. 2. ed. Rio de Janeiro: Tempo Brasileiro, 2000.

BERMAN, M. *Tudo que é sólido desmancha no ar*. Trad. Carlos F. Moisés e Ana Maria L. Ioriatti. São Paulo: Companhia das Letras, 1986.

BINNS, A. "Don't feed the trolls!" *Journalism Practice*, v. 6, n. 4, ago. 2012, p. 547-62.

CHENG, J.; DANESCU-NICULESCU-MIZIL, C.; LESKOVEC, J. "Antisocial behavior in online discussion communities". Association for the Advancement of Artificial Intelligence, 2015. Disponível em: <https://cs.stanford.edu/people/jure/pubs/trolls-icwsm15.pdf>. Acesso em: 28 mar. 2018.

DANTAS, D. S. "A significação da morte voluntária: estudo sobre o papel da mídia em suicídios contemporâneos". *Lumina*, v. 8, n. 1/2, 2005, p. 47-61.

DEBORD, G. *A sociedade do espetáculo*. Rio de Janeiro: Contraponto, 1997.

DIAS, M. L. *Suicídio: testemunhos do adeus*. São Paulo: Brasiliense, 1991.

ECO, U. *Apocalípticos e integrados*. 7. ed. São Paulo: Perspectiva, 2015.

FERREIRA JUNIOR, A. "O comportamento suicida no Brasil e no mundo". *Revista Brasileira de Psicologia*, v. 2, n. 1, 2015, p. 15-28.

______. *Discursos nos comentários sobre notícias de suicídio na internet a partir de três estudos de casos*. Tese (doutorado em Psicologia), Universidade Federal da Bahia, Salvador (BA), 2016.

FREUD, S. "Luto e melancolia". *Metapsicologia*, n. 32, 1992, p. 128-42.

______. *O mal-estar na cultura*. Trad. Renato Zwick. Porto Alegre: L&PM, 2010.

GOETHE, J. W. von. *Os sofrimentos do jovem Werther*. Trad. Pietro Nassetti. São Paulo: Martin Claret, 2000.

HOBSBAWM, E. J. *Era dos extremos: o breve século XX*. Trad. Marcos Santarrita. São Paulo: Companhia das Letras, 1998.

IANNI, O. "Tipos e mitos da modernidade". In: *III Conferência de Pesquisa Sociocultural*, 16-20 jul. 2000, Campinas (SP). Disponível em: <www.fe.unicamp.br/br2000/trabs/2475.doc>. Acesso em: 28 mar. 2018.

JOBES, D. A. *et al.* "The Kurt Cobain suicide crisis: perspectives from research, public health, and the news media". *Suicide & Life-threatening Behavior*, v. 26, n. 3, 1996, p. 260-69-71.

LOUREIRO, P. R. A.; MOREIRA, T. B.; SACHSIDA, A. *Os efeitos da mídia sobre o suicídio: uma análise empírica para os estados brasileiros*. Ipea, texto para discussão n. 1851. Rio de Janeiro: Ipea, 2013. Disponível em: <http://repositorio.ipea.gov.br/bitstream/11058/2264/1/TD_1851.pdf>. Acesso em: 28 mar. 2018.

MARSDEN, P. *The "Werther effect": fact or fantasy?* Tese de doutorado, University of Sussex, 2000.

MARTIN, G.; KOO, L. "Celebrity suicide: did the death of Kurt Cobain influence young suicides in Australia?" *Archives of Suicide Research*, v. 3, n. 3, 1997, p. 187-98.

MARX, K. *O Capital*. v. 1. Trad. Rubens Enderle. São Paulo: Boitempo, 2014.

MINOIS, G. *História do suicídio*. Lisboa: Teorema, 1998.

NASSIF, L. "O caso Escola Base, 20 anos depois". *Revista GGN* (online), 19 fev. 2014. Disponível em: <http://jornalggn.com.br/noticia/o-caso-escola-base-20-anos-depois>. Acesso em: 28 mar. 2018.

ORGANIZAÇÃO MUNDIAL DA SAÚDE (OMS). *Prevenção do suicídio: um manual para profissionais da mídia*. Genebra: OMS, 2000. Disponível em: <http://www.who.int/mental_health/prevention/suicide/en/suicideprev_media_port.pdf>. Acesso em: 28 mar. 2018.

PHILLIPS, D. "The influence of suggestion on suicide: substantive and theoretical implications of the Werther effect". *American Sociological Review*, v. 39, n. 3, 2016.

"MÃE SE MATA após receber trote dizendo que o filho estaria morto". Portal R7, 19 jul. 2013. Disponível em: <http://noticias.r7.com/cidades/mae-se-mata-apos-receber-trote-dizendo-que-o-filho-estaria-mortonbsp-19072013>. Acesso em: 28 mar. 2018.

RIBEIRO, L. P. *Análise funcional de relatos sobre tentativas de suicídio*. Dissertação (mestrado em Psicologia), Pontifícia Universidade Católica de Campinas, Campinas (SP), 2006.

RODRIGUES, J. C. *Tabu da morte*. 2. ed. rev. Rio de Janeiro: Fiocruz, 2006.

SALVATTI, F. "Representação e espetáculo debordiano". In: *IV Reunião Científica de Pesquisa e Pós-Graduação em Artes Cênicas*. 2007. Disponível em: <http: http://portalabrace.org/ivreuniao/GTs/

Territorios/Representacao%20e%20Espetaculo%20Debordiano%20 -%20Fabio%20Salvatti.pdf>. Acesso em: 28 mar. 2018.

Santos, R. R. dos. *A influência no outro: das escritas do eu ao suicídio de Werther*. Dissertação (mestrado em Letras), Universidade Federal de Santa Maria, Santa Maria (RS), 2011.

Sisask, M. *et al.* "Suicide related information on the internet and implications for prevention". *European Psychiatry*, v. 27, jan. 2012, p. 1.

Sontag, S. *Sobre fotografia*. Trad. Rubens Figueiredo. São Paulo: Companhia das Letras, 2004.

Os autores

ANA CATARINA TAVARES LOUREIRO

Graduada em Medicina pela Universidade Federal do Ceará. Nefrologista pela Sociedade Brasileira de Nefrologia. Mestre em Políticas Públicas e Desenvolvimento Local pela Escola Superior de Ciências da Santa Casa de Misericórdia de Vitória. Coordenadora adjunta do Núcleo de Estudos em Ciência e Espiritualidade da Universidade Federal do Espírito Santo (Nece/Ufes). Nefrologista da Secretaria de Estado da Saúde do Estado do Espírito Santo – Hospital Antônio Bezerra de Faria.

AVIMAR FERREIRA JUNIOR

Psicanalista, psicólogo pela Pontifícia Universidade Católica de Goiás (PUC-GO), mestre em Educação pela Universidade Federal de Goiás (UFG), doutor em psicologia pela Universidade Federal da Bahia (UFB) e bolsista do Programa Nacional de Pós-Doutorado (PNPD/Capes) pela mesma instituição.

DANIEL NEVES FORTE

Coordenador do Programa de Assistência, Ensino e Pesquisa em Cuidados Paliativos do Hospital Sírio-Libanês, médico assistente da UTI Clínica do Hospital das Clínicas da Faculdade de Medicina da Universidade de São Paulo (HC-FMUSP) e presidente da Academia Nacional de Cuidados Paliativos.

DANIELA ACHETTE

Psicóloga da Unidade de Psicologia Hospitalar do Hospital Sírio Libanês e membro da Comissão Científica da Pós-Graduação em Cuidados Paliativos da mesma instituição.

ELAINE GOMES DOS REIS ALVES

Psicóloga especialista em perdas, morte e luto. Pesquisadora e docente. Pós-doutoranda em Psicologia pela Universidade de São Paulo (USP). Membro do Laboratório de Estudos sobre a Morte do Instituto de Psicologia da USP desde 2006. Fundadora da Prestar Cuidados em Psicologia. Membro do Centro de Estudos e Pesquisas sobre Desastres (Ceped) da USP. Doutora em Desenvolvimento Humano e Mestre em Bioética pela mesma instituição. Coordena cursos e grupos de estudo. Autora de *Considerações psicossociais sobre deformidade facial* (Paco, 2016) e coautora de *Profissionais de saúde: vivendo e convivendo com HIV/aids* (Santos, 2002). Autora de capítulos de livros e de artigos publicados.

ELAINE MARQUES HOJAIJ

Psicóloga clínica hospitalar com pós-graduação em Psicologia Clínica Aplicada à Cardiologia pelo Instituto do Coração do Hospital das Clínicas da Faculdade de Medicina da Universidade de São Paulo (InCor/HC-FMUSP) e em Terapia Comportamental e Cognitiva pela mesma instituição. Membro da equipe de

Insuficiência Cardíaca e Transplante Cardíaco do Hospital Sírio Libanês.

ELVIRA MARIA VENTURA FILIPE

Psicóloga, doutora pela University College London, University of London. Tem experiência na área de saúde coletiva, atuando desde 1985 nas áreas de HIV/aids no Centro de Referência e Treinamento DST/aids (CRT-DST/Aids). Atualmente, atua no Ambulatório de Saúde Integral para Travestis e Transexuais do CRT-DST/Aids, atendendo pessoas que se submetem ao processo transexualizador.

EMI SHIMMA

Psicóloga pela Faculdade Paulistana de Ciências e Letras. Realizou formação em Luto no Instituto de Psicologia 4 Estações (2003) e aprimoramento no Laboratório de Estudos e Intervenções Sobre o Luto da PUC-SP (2002). Mestre em Ciências pela Universidade Federal de São Paulo (2010). Realizou curso de formação em Cuidados Paliativos no Instituto Paliar (2011). Psicóloga clínica do Centro de Referência e Treinamento DST/Aids-SP, sede do Programa Estadual DST/Aids-SP. Tem experiência em atendimentos clínicos com ênfase em aids, catástrofes, emergências, luto, doença terminal e morte.

FERNANDA CRISTINA MARQUETTI

Pós-doutora em Saúde Pública pela Universidade de São Paulo (USP). Professora associada da Universidade Federal de São Paulo – Campus Baixada Santista. Docente/orientadora no Programa de Pós-graduação Interdisciplinar em Ciências da

Saúde da mesma instituição. Suas pesquisas se articulam na interface entre antropologia e saúde mental. Coordenadora do Grupo de Pesquisa CNPQ "Percursos Suicidas".

GABRIELA CASELLATO

Psicóloga formada pela Pontifícia Universidade Católica de São Paulo (PUC-SP) em 1995, com mestrado e doutorado em Psicologia Clínica pela mesma Universidade. Cofundadora do 4 Estações Instituto de Psicologia. Organizadora do livro *Dor silenciosa ou dor silenciada? – Perdas e lutos não reconhecidos por enlutados e sociedade* (Polo, 2013). Organizadora do livro *O resgate da empatia – Suporte ao luto não reconhecido* (Summus, 2015) e autora de diversos capítulos em livros sobre o tema do luto.

GILBERTO SAFRA

Professor titular do Departamento de Psicologia Clínica do Instituto de Psicologia da Universidade de São Paulo (Ipusp). Psicanalista. Coordenador adjunto do Laboratório Prosopon (Ipusp).

GLÁUCIA REZENDE TAVARES

Psicóloga clínica. Mestre em Ciências da Saúde pela Faculdade de Medicina da Universidade Federal de Minas Gerais (UFMG). Coordenadora adjunta do curso de Cuidados Paliativos da Faculdade de Ciências Médicas de Minas Gerais. Professora associada da Fundação Dom Cabral e professora da Universidade Fumec. Sócia da Academia Nacional de Cuidados Paliativos e cofundadora da Rede API – Apoio a Perdas Irreparáveis.

KARINA OKAJIMA FUKUMITSU

Psicóloga e psicoterapeuta. Doutora e pós-doutora pelo Programa de Pós-graduação em Psicologia Escolar e do Desenvolvimento Humano pela Universidade de São Paulo (USP). Mestre em Psicologia Clínica pela Michigan School of Professional Psychology. Especialista em Psicopedagogia pela Pontifícia Universidade Católica de São Paulo (PUC-SP) e em Gestalt-terapia pelo Instituto Sedes Sapientiae. Coordenadora do Departamento de Gestalt-terapia do Instituto Sedes Sapientiae. Coeditora da *Revista de Gestalt*, da mesma instituição. Coordenadora adjunta da Especialização em Psicologia Clínica Gestalt-Abordagem Clínica e Institucional da Universidade Cruzeiro do Sul (Unicsul). Co-organizadora da *Coleção Gestalt-terapia: fundamentos e práticas* (Summus). Autora dos livros *A vida não é do jeito que a gente quer* (2016), *Suicídio e luto: história de filhos sobreviventes* (2013), *Suicídio e Gestalt-terapia* (2012) e *Perdas no desenvolvimento humano: um estudo fenomenológico* (2012), todos publicados pela Digital Publish & Print.

LEO PESSINI

Bioeticista e teólogo. Pós-doutor em Bioética pelo Centro de Bioética James Drane da Edinboro University (Pensilvânia, EUA). Autor de inúmeras obras no âmbito da bioética e da espiritualidade. Professor doutor no programa *stricto sensu* em Bioética (mestrado, doutorado e pós-doutorado) do Centro Universitário São Camilo (São Paulo, SP). Professor convidado do mestrado *stricto sensu* em Bioética da Universidade do Vale do Sapucaí (Pouso Alegre, MG).

MARCELLO FERRETTI FANELLI

Coordenador do Serviço de Oncologia do Hospital São Luiz/ Rede D'Or (São Paulo, SP). Proprietário do Instituto Marcello Fanelli de Oncologia (Jundiaí, SP).

MARCOS EMANOEL PEREIRA

Professor associado do Instituto de Psicologia e professor permanente do programa de pós-graduação em Psicologia da Universidade Federal da Bahia (UFB). Doutor em Psicologia pela Universidade Federal do Rio de Janeiro (UFRJ). Mestre em Psicologia Social pela Universidade Gama Filho. Bacharel em Psicologia e psicólogo formado pela UFB.

MARIA CARLOTA DE REZENDE COELHO

Doutora em Enfermagem pela Universidade Federal do Rio de Janeiro (UFRJ). Mestre em Enfermagem pela mesma instituição. Especialista em Gestão Hospitalar pela Universidade Estadual de Campinas (Unicamp). Professora adjunta da Escola de Ciências da Santa Casa de Misericórdia de Vitória (Emescam). Professora do curso de graduação em Enfermagem e do mestrado em Políticas Públicas e Desenvolvimento Local da mesma instituição. Enfermeira aposentada do Hospital Cassiano Antônio de Moraes, da Universidade Federal do Espírito Santo (Ufes).

MARIA HELENA PEREIRA FRANCO

Psicóloga, mestre e doutora em Psicologia Clínica pelo Programa de Psicologia Clínica da Pontifícia Universidade Católica de São Paulo (PUC-SP). Pós-doutora na mesma área pela Universidade de Londres. Professora titular do Programa de Estudos Pós-

Graduados em Psicologia Clínica da PUC-SP. Fundadora e coordenadora do Laboratório de Estudos e Intervenções sobre o Luto (LELu) da PUC-SP. Idealizadora, cofundadora, professora e supervisora do 4 Estações Instituto de Psicologia (www.4estacoes.com). Fundadora e coordenadora do Grupo IPE – Intervenções Psicológicas em Emergências, responsável por resposta a desastres e emergências no Brasil e no exterior. Membro associado da International Working Group on Death, Dying and Bereavement (IWG). Membro do Grupo Internacional de Trabalho sobre Morte, Morrer e Luto. Psicoterapeuta especializada em perdas e luto. Autora e organizadora de diversas publicações sobre adoecimento, perdas, morte e luto, com publicações no Brasil e no exterior.

MARIA JULIA KOVÁCS

Professora livre-docente do Departamento de Psicologia da Aprendizagem do Desenvolvimento e da Personalidade do Instituto de Psicologia da Universidade de São Paulo (USP) e do Programa de Pós-Graduação em Psicologia Escolar e Desenvolvimento Humano da mesma instituição. Coordenadora do Laboratório de Estudos Sobre a Morte (LEM) e do Projeto Falando de Morte: filmes didáticos sobre o tema da morte. Autora dos livros *Morte e desenvolvimento humano* (1992), *Educação para a morte: temas e reflexões* (2003) e *Educação para a morte: desafio na formação de profissionais de saúde e educação* (2003), todos publicados pela Casa do Psicólogo. Organizadora do livro: *Morte e existência humana: caminho de cuidados e possibilidades de intervenção* (Guanabara Koogan, 2008).

MARIA LUIZA FARIA NASSAR DE OLIVEIRA

Psicóloga do Setor de Oncologia do Hospital São Luiz (São Paulo, SP).

MAYRA LUCIANA GAGLIANI

Psicóloga responsável pela Pediatria do Instituto do Coração do Hospital das Clínicas da Faculdade de Medicina da Universidade de São Paulo (InCor/HC-FMUSP). Especialista em Terapia Cognitivo Comportamental pelo Instituto de Psiquiatria do HC-FMUSP. Pós-Graduada em Medicina Comportamental pela Universidade Federal de São Paulo (Unifesp). Atual diretora do Departamento de Psicologia da Sociedade de Cardiologia do Estado de São Paulo (Socesp).

MONJA COEN ROSHI

Missionária oficial da tradição Soto Zen Shu do Japão. Primaz fundadora da Comunidade Zen Budista Zendo Brasil (São Paulo, SP).

MONJA HEISHIN

Monja zen budista da ordem Soto Zen Shu do Japão. Discípula da monja Coen Roshi.

NELY APARECIDA GUERNELLI NUCCI

Mestre em Psicologia pela Pontifícia Universidade Católica de Campinas (PUC-Campinas). Doutora em Psicologia pela Universidade de São Paulo (USP). Tem certificação pela Sociedade Brasileira de Psico-Oncologia (SBPO) e pela Associação Latino-Americana de Psicologia da Saúde (Alapsa). Atuou na rede básica de saúde e no Hospital Mário Gatti (Campinas, SP), onde implantou o Serviço de Psicologia no Centro de Oncologia. Supervisora de estágios em Psicologia da Saúde, docente e tutora na Residência Multiprofissional em Saúde da PUC-Campinas. Autora de livros e artigos nas áreas de oncologia, cuidados paliativos, morte e luto.

PATRÍCIA CARVALHO MOREIRA

Antropóloga, musicoterapeuta, psicóloga e tanatologista. Mestre em Antropologia e Arqueologia pela Universidade Federal do Piauí (UFPI). Professora da Universidade Estadual do Piauí (Uespi). Conselheira presidente da Comissão de Tanatologia do Conselho Regional de Psicologia da 21ª Região (CRP 21). Coordenadora nacional do curso de pós-graduação em Tanatologia (Censupeg). Membro do Laboratório de Tanatologia e Psiquiatria em Outras Condições Médicas da Universidade Federal do Rio de Janeiro (UFRJ). Tem formação e especialização em Tanatologia.

PEDRO MORALES TOLENTINO LEITE

Psicanalista e especialista em Psicologia da Saúde, cursou o Aprimoramento em Clínica das Psicoses do Instituto A Casa. Atua como psicólogo em enfermaria de saúde mental no Hospital Municipal Cidade Tiradentes (São Paulo, SP) e em consultório.

PROTÁSIO LEMOS DA LUZ

Formado em Medicina pela Universidade Federal do Paraná (UFPR). P*ós-Gradua*do em Cardiologia pela Faculdade de Medicina da Universidade de São Paulo. Tem *fellowship* em

Critical Care Medicine na University of Southern California e em Experimental Cardiology no Cedars-Sinai Medical Center (UCLA), em Los Angeles, Estados Unidos. Professor Sênior de Cardiologia do Instituto do Coração da Universidade de São Paulo. Membro titular da Academia Brasileira de Ciências. Fundador e presidente da Associação Brasileira de Cardiologia Translacional (ABCT).

TERESA VERA GOUVEA

Psicóloga. Especializada em Luto pelo 4 Estações Instituto de Psicologia (São Paulo, SP) e em Terapia Familiar e de Casal pela Pontifícia Universidade Católica de São Paulo (PUC-SP). Mantém blogue (www.lacoselutos.com.br) e página (https://www.facebook.com/lacoselutos/) voltados para o tema, com sugestões de livros, filmes e textos. Autora do livro *Laços e lutos* (Multifoco, 2016).

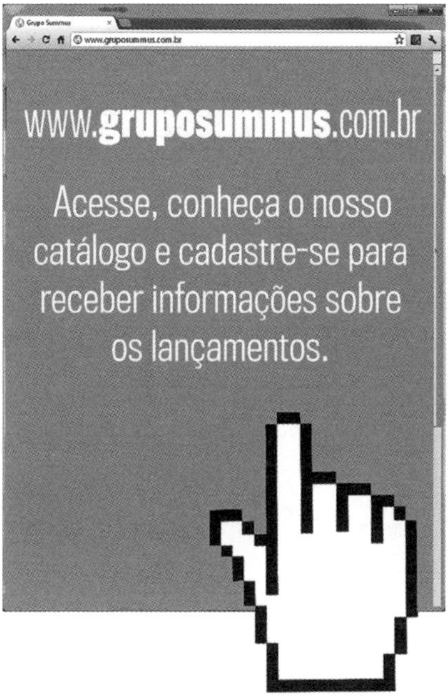
Grupo Summus
www.gruposummus.com.br
www.gruposummus.com.br
Acesse, conheça o nosso catálogo e cadastre-se para receber informações sobre os lançamentos.